Andreas Winter

Was deine Angst dir sagen will

Blockaden verstehen
und überwinden

Mit Extra-Tipps
gegen Panikattacken

Haben Sie Fragen an Andreas Winter?
Anregungen zum Buch?
Erfahrungen, die Sie mit anderen teilen möchten?

Nutzen Sie unser Internetforum:
www.mankau-verlag.de

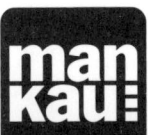

Bibliografische Information der Deutschen Nationalbibliothek
Die Deutsche Nationalbibliothek verzeichnet diese Publikation in der
Deutschen Nationalbibliografie; detaillierte bibliografische Daten sind im
Internet über http://dnb.d-nb.de abrufbar.

Andreas Winter
Was deine Angst dir sagen will
Blockaden verstehen und überwinden
ISBN 978-3-86374-323-9
4. Aufl. 2020 (1./2. Aufl. 2016, 3. Aufl. 2018)

Mankau Verlag GmbH
D-82418 Murnau a. Staffelsee
Im Netz: www.mankau-verlag.de
Internetforum: www.mankau-verlag.de/forum

Lektorat: Josef K. Pöllath, Dachau
Endkorrektorat: Susanne Langer M. A., Traunstein
Umschlag: Andrea Barth, Guter Punkt GmbH & Co. KG, München
Gestaltung Innenteil: Sebastian Herzig, Mankau Verlag GmbH

Illustrationen: danmir12 – Fotolia.com (8); Aliaksei Lasevich –
Fotolia.com (18/19); Colourbox.de (46/47, 78/79, 104/105, Kolumnentitel)

Energ. Beratung: Gerhard Albustin, Raum & Form, Winhöring

Druck: Druckerei C. H. Beck, Nördlingen

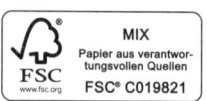

ACHTUNG:

DIESES BUCH DIENT NICHT

DER UNTERHALTUNG ODER

LEICHTEN LEKTÜRE.

ES IST EIN RATGEBER,

DER IHR LEBEN RADIKAL

VERÄNDERN KANN!

Inhalt

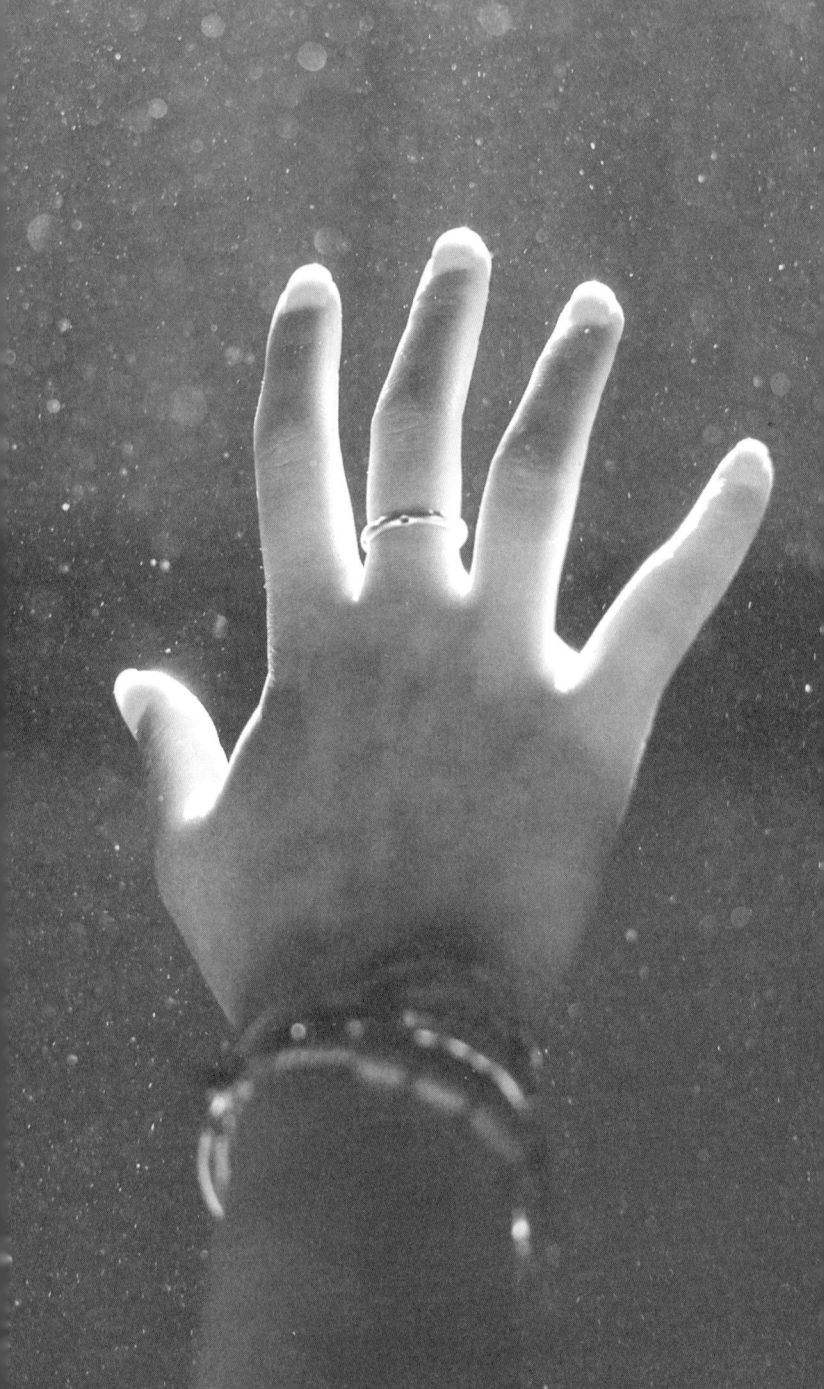

Vorwort

Na, der *Winter* traut sich was! Hat denn der überhaupt keine Angst, ein Buch *über die Angst* zu schreiben? Ist der besser als *Kierkegaard* oder *Riemann*? Oder rät und unterrichtet der nur frisch von der Leber weg, wie man der Herrschaft seiner Ängste entkommt? Wie immer kommt Winter gleich zur Sache, fackelt nicht lange herum, krempelt die Ärmel auf, als wolle er nur ja keine Zeit verlieren, und legt die Wurzel aller Ängste erst einmal frei. Er ist verdammt schnell, effizient, rational. Und damit liegt er richtig.

Es stimmt, dass in kritischen Momenten in uns allen immer noch der Steinzeitmensch im Kopf das Kommando übernimmt. Der Neandertaler in uns spürt in sich bis zum heutigen Tag, dass er im Grunde ein abhängiges Leben führen muss. Das war in den Vorzeiten meistens die Abhängigkeit vom Wetter, vom Wachsen der Pflanzen und vom Jagdglück. Und das ist es bis heute. Die Bedroher unseres Lebens haben zwar im Großen und Ganzen ihre Themen und Werkzeuge gewechselt, aber nicht ihre menschlichen Adressaten. Und zu Blitz und Donner, Dürre und Kartoffelkäferplagen kamen Krankheit, Feinde, Armut und immer wieder Isolation, Isolation und Isolation. Dies ist eine Katastrophe für den Homo sapiens mit seiner vermeintlich angeborenen Schwarmintelligenz. Die Rückkehr der Götter ist in vollem Gang. Es ist ein „Gefühl schlechthinniger Abhängigkeit", wie das frühe 19. Jahrhundert die tiefste unserer Empfindungen auf den Punkt brachte. Modern und mit *Andreas Winter* konstatieren wir Kontrollverlust als Grundübel unserer Existenz. Da hilft

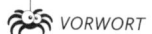

kein Nachtgebet mehr, weil es als Beschwörung des allabendlich eintretenden Kontrollverlusts vor dem Schlafengehen nicht mehr stattfindet. Das Wohl oder Wehe des Lebens liegt einfach nicht in unserer Hand. Und Abgeben geht nicht, weil in modernen Zeiten ja keiner mehr da ist. Wir sind abhängige Lebewesen und werden es bleiben. Das merkt man schon als Baby, schiebt es für ein paar erwachsene Jahre in den Hintergrund, um es als alter Mensch erneut bestätigt zu bekommen: Wir sind Nesthocker, Opfer des Gelbfiebers oder Spielzeug einer wütenden Gottheit, die seit dreitausend Jahren zürnt, weil er einen von uns in seinem Garten beim Äpfelklauen erwischt hat!

Aber statt sich nun den unzähligen theologischen und philosophischen Deutungsversuchen dieser Urangst anzuschließen, interessiert sich *Winter* nicht dafür. Diese lassen ihn kalt. Allerdings nicht jene, die ihn mit ihren Ängsten um Rat und Hilfe angehen. Die Ängstlichen haben eben nicht nur die Angst geerbt (Erbsünde), sondern gleich auch die antiken und bis heute tradierten therapeutischen Methoden, um damit fertig zu werden. Die Steinzeitmenschen aller Zeiten, für die das Leben im frühesten aller Frühkapitalismen schon nichts anderes war als ein Geben und Nehmen, nahmen an, dass mit Hagel, Blitz und Donner, Dürre und Unfällen, Krankheit und Tod das Nehmen und Geben anscheinend nicht mehr ausgeglichen war. Opfer mussten her, Investitionen in ein auszusöhnendes Götterverhältnis. Da türmten sich wahre Schätze um die Altäre aller Zeiten und Kulte. Und weil das Leben des eigenen Kindes das teuerste und wertvollste war, lag ganz oben auf den Altären oft eine Kinderleiche. Nicht nur bei den Mayas, auch im Juden- und Christentum. Überall opfern die Väter ihre Söhne. Solche Opfer sind die tragischen therapeutischen Verirrungen nahezu aller Kulturen und Zeiten. Wie viele Söhne und Töchter forderte der jeweilige Vater Staat bis zum heutigen Tag? Aber seien wir nicht hochmütig! Ein an Krebs erkrankter oder von seinen Traumata gejagter Mensch bietet seiner jeweiligen *selbst gemachten* Gottheit allerhand Opfergaben und Schnickschnack an. Was versprechen wir in ausweglosen Situationen nicht alles unseren unbekannten Göttern: Pilgerreisen, Tempel im eigenen Garten, das Rauchen aufzugeben und ein neuer Mensch zu werden und für den Papst in Rom eine riesige Spende. Der Pfennig dort im Kasten klingt, die Seele in den Himmel springt. Aber hilft das? Ist das ein therapeutischer Ansatz, der am Ende einen freien Menschen zu Gesicht bekommt? Die Gottheiten wenigstens, soweit ich sie studiert habe, lassen sich auch von solchem Geschachere nicht beeindrucken. Die Statistik ist eindeutig: Beten kann süchtig machen. Wenn überhaupt da drinnen und draußen eine Gottheit existiert, will sie wohl eher, dass wir unserem Schicksal (geschicktes „salus", Heil) zustimmen und endlich schauen, was ist.

Wer aber nimmt uns bei der Hand und ist bei uns, wenn wir uns umschauen nach dem, was uns verfolgt in unsere Tage und Nächte? Wer ist treu und betreut und tröstet uns, wem vertrauen wir in solchen Momenten? Da sind wir ganz Steinzeit und Urmensch und haben ein urmenschliches Bedürfnis. Wir brauchen eine Hand! Wir brauchen einen zweiten Menschen. Wie immer, wenn wir in ein Loch fallen. Wer könnte das sein, wenn die Mutter tot ist und viele andere mit einer Medizin daherkommen, die nur den Göttern und Halbgöttern gefällt, die die Macht behalten wollen und uns knechten und beherrschen mit unseren Ängsten? Ganz einfach! Versuchen Sie es doch einmal mit dem vorliegenden Buch und

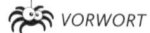

dem, der es für Sie geschrieben hat. Versuchen Sie es doch einmal mit Andreas Winter! Er löst die tatsächlich erlebte Katastrophe in unserer Kindheit oder wo und wann auch immer von der allzu frühzeitig eintretenden Deutung und Interpretation auf. Winter stellt nur fest. Er konstatiert, die Angst war berechtigt. Aber ist sie es heute auch noch? Ist Angst vor dem Neuen berechtigt und hilfreich, um sich frühzeitig zu verteidigen? Oder aber – und das ist die eigentliche Entdeckung des Pädagogen Winter – sind wir Menschen vielleicht auch nur Hunde? Hunde, die wie der Pawlowsche Hund schon Speichelfluss oder eben wie in unserem Fall mit spontanem Urinfluss die Hose voll haben, kaum dass irgendwo eine Alarmglocke klingelt und unser Unterbewusstsein an die einstmalige berechtigte Angst erinnert? Wenn Angst konditioniert ist, wie vieles andere auch, ist ein Weg aus der Angst gefunden. Die Therapieplätze vieler Kliniken, die Angststörungen zu bewältigen versuchen, sind ausgebucht. Aber geht das auch ambulant? Einfacher, unkomplizierter, schneller? Ja, wie dieses Buch zeigt.

Jürgen Fliege im Juni 2016

Einführung

Hunderte meiner Klienten haben durch ein Gespräch ihre Ängste aufgelöst. Zuvor hatten viele dieser Menschen eine Odyssee von Psychotherapiestunden hinter sich und Dutzende Ratgeberbücher gelesen. Doch selten wurde ihre Angst so therapiert, dass sie von der Ursache her restlos verschwand und auch nicht später auf anderer Ebene wieder auftrat. Dass dies dennoch möglich ist, und zwar präzise, einfach und in kürzester Zeit, ist vielleicht etwas ungewöhnlich und nicht immer im Interesse der Medizinindustrie, aber sicher in Ihrem Interesse und dem Ihrer Mitmenschen. Allerdings: Angst hat viele Gesichter. Nicht jeder, der Angst hat, ist sich auch darüber im Klaren und dessen bewusst. Oftmals versucht man ein Problem zu lösen – wie Schulden, Übergewicht oder eine Allergie – und übersieht dabei, dass es sich nur um ein Symptom handelt und die eigentliche Ursache dahinter Angst ist.

Oder wussten Sie, dass der Grund vieler Krankheiten, Verbrechen und Verhaltensweisen Angst ist? Aus Angst heiraten Menschen, und aus Angst trennen sie sich. Sie lügen, mobben, neiden und geizen. Angst macht Menschen dick oder süchtig. Sie lässt sie rauchen und trinken, stehlen und töten. Aus Angst werden Menschen bestraft, geächtet, gedemütigt und aus der Gemeinschaft ausgeschlossen. Angst ist oft der Grund für Perfektionismus, Depression und Krebs. Angst bestimmt unsere Gesellschaft. Ganze Industriezweige sind darauf spezialisiert, Angst zu schüren, um uns dann ein vermeintliches Gegenmittel zu verkaufen: Versicherungen, Zigaretten, Schusswaffen, Gewerkschaften, Mausefallen, Spielhallen, Desinfektionsmittel, Medikamente, Kinofilme und vieles mehr. Schulen, Kindergärten, Kirchen und Krankenhäuser könnten unser Selbstvertrauen oder unsere Gesundheit fördern, doch stattdessen verstärken und weiten sie oft unsere Angst nur noch. Und wir schleppen diese Angst dann mit durch unser ganzes Leben und projizieren sie auf alles Mögliche. Menschen glauben, sie hätten Angst vor Spinnen, Fremden, Aufzügen, Dunkelheit, Schlangen, Spritzen, Krieg, Armut oder der Polizei. Dabei steckt etwas ganz anderes dahinter, etwas, das bei jedem Menschen gleich ist. Es ist der Kontrollverlust!

Doch Angst ist ein Gefühl, welches nicht in ein freies, erwachsenes Leben gehört. Aus Angst werden die unglaublichsten Dinge getan, die man später unter Tränen, vor Gericht oder auf dem OP-Tisch liegend bereut, denn Angst sorgt dafür, dass ein Mensch nicht *entscheidet*, sondern lediglich *reagiert*. Er tut nicht, was er für klug und richtig hält, sondern was ihn aktuell emotional erleichtert – ungeachtet der Folgen. Reagieren bedeutet, nicht zu wissen, *warum* man etwas tut. Eine Reaktion lässt den Menschen im Hinblick auf das *Jetzt* handeln anstelle mit Blick auf die Ursache und vor allem, ohne sich der *Konsequenzen* des Tuns bewusst zu sein. Angst ist somit emotional, unberechenbar und nahezu verantwortungslos. Angst und Unwissenheit gehen oft Hand in Hand. Etwas ohne Angst zu entscheiden ist bewusstes, rationales Handeln – ist somit zielführend und verantwortungsvoll.

Selbst wenn ein Täter die Folgen seiner emotionalen Reaktion nicht beabsichtigte, so hat er sie genau so zu verantworten, wie die Konsequenz einer rationalen und gewollten Entscheidung. Nur ist sich dessen kaum jemand bewusst. Wenn Sie im Flugzeug sitzen und aus Angst vor einem Absturz nahezu durchdrehen und die Maschine wegen Ihnen notlanden muss, dann müssen Sie die Landung voll verantworten und dafür aufkommen.

Bekommen Sie aus Angst vor einer Examensprüfung einen Migräneanfall und können daher an der Prüfung nicht teilnehmen, dann wird dies so behandelt, als wären Sie durchgefallen. In beiden Fällen haben Sie keinen Abschluss und müssen die Prüfung nachholen. Migräne ist ein Zeichen von Angst.

Wenn Sie aus Angst vor einem Konflikt mit Ihrem Partner Ihre Bedürfnisse unterdrücken und stattdessen unzufrieden und nörgelig werden, dann versteht das niemand, und es wird Ihnen auch nicht verziehen. Sie belasten mit einem solchen Verhalten Ihre Mitmenschen nur – und bald haben Sie dennoch einen Konflikt, obwohl Sie ihn eigentlich vermeiden wollten. Aus Angst vor Zurückweisung riskieren wir, dass man sich schließlich von uns trennt.

Allerdings begründen sich nicht alle störenden Verhaltensweisen auf Angst. Einschlaf- und Durchschlafstörungen können zwar dadurch zustande kommen, dass der Betreffende Angst hat, es kann aber auch genauso gut sein, dass der Mensch einfach dadurch, dass er nicht, wie bei Menschen natürlich, morgens geboren wurde, hierdurch eine verschobene Leistungskurve hat und nachtaktiv ist – ohne es zu wissen.

Menschen, die scheinbar hyperaktiv sind und immer unter Strom, können das aufgrund eines Schuldgefühls, also aufgrund von Angst sein. Sie können aber auch einfach zu den Menschen gehören, die sehr viele Reize verarbeiten und diese Fähigkeit nutzen, so wie ein Rennpferd eben manchmal galoppieren muss. Sie erkennen den Unterschied daran, dass der Betreffende nicht unter seinem Verhalten leidet, wenn es nicht angstmotiviert ist.

Etwas aus Angst zu tun, ist eine Hypothek mit viel zu hohen Zinsen. Sie vermeiden damit nicht Ihre Probleme, sondern verschieben sie nur und nehmen in Kauf, dass diese dadurch größer werden.

Angst lebt von der Machtlosigkeit und Unreife eines kleinen Kindes. Es ist daher einem souveränen, reflektierten Erwachsenen auch nicht möglich, Angst zu haben – alle unsere Ängste und Angstsymptome kommen aus der Kindheit und basieren auf der Logik eines hilflosen Kindes! Ängste sind zwar äußerst *intelligent*, aber leider auch zerstörerisch und unberechenbar. Sie schwächen den Organismus und hindern eine Gesellschaft an der Entwicklung. Verzwickterweise entsteht Angst im Unterbewusstsein und nie in der bewusst kontrollierten Absicht. Man muss also mit dem Unterbewusstsein arbeiten, um an die Angstmuster heranzukommen.

Meine Definition:
Angst ist eine unreflektierte Reaktion
in Erwartung einer Bedrohung.

Das bedeutet: Das, wovor wir Angst haben, ist immer irrational, niemals real. Man fürchtet sich vor etwas, was es in Wirklichkeit gar nicht gibt. Denn wenn Sie etwas Reales erleben, empfinden Sie keine Angst mehr!

Denken Sie nach: Sie haben Angst vor einer Wespe, genauer: vor ihrem Stich. Wenn die Wespe Sie dann tatsächlich gestochen hat, haben Sie Schmerzen und sind vielleicht wütend, aber Sie haben keine Angst! Warum nicht? Weil Sie die tatsächliche Gefahr nun einschätzen können. Nicht einmal das Erleben des Todes macht Angst, wie so gut wie alle Menschen, die eine Nahtoderfahrung machten, berichten.

Ich unterscheide zwischen *Angst* und *Schrecken*. Sie erschrecken, wenn jemand zur Tür hereinkommt und mit einer Papiertüte laut knallt.

Angst dagegen heißt zu befürchten, dass jemand hereinkommen *könnte*. Einen Schrecken bekommen Sie, wenn ein Blumentopf von der Balkonbrüstung direkt vor Ihre Füße fällt. Angst veranlasst Sie, angesichts des Balkons die Straßenseite zu wechseln. Die Bereitschaft zu erschrecken, ist sinnvoll und sollte erhalten bleiben. Angst und Panik jedoch braucht niemand.

Ich glaube zudem, dass wir in einer ausgesprochenen Angstgesellschaft leben, versehen mit einer weitverzweigten und gut organisierten *Angstindustrie*, wie ich sie nenne. An jeder Ecke, in jedem Medium, in vielen Institutionen wird Angst erzeugt, geschürt und verbreitet. Subtil, indirekt und doch sehr effektiv. Denn Angst ist ein gutes Geschäft, genauer gesagt: Das Gegenmittel zur Angst bringt den Profit.

Die gute Nachricht: Angst wieder aufzulösen ist banal und einfach. Es ist geradezu vermessen, ein ganzes Buch darüber zu schreiben. Ein paar Sätze, die man in der Schule lernen könnte, würden eigentlich reichen. Das große Problem ist jedoch, dass wir eben nicht in der Schule lernen, mit der Angst umzugehen, und daher die Dinge, die ich im Folgenden zeige, für einige Menschen so unbekannt, so unvorstellbar und daher so neu sind, dass dieses Buch gar nicht dick genug sein kann, um auch den letzten Leser davon zu überzeugen.

Ich wage dennoch einen Versuch, denn es ist möglich, ein Leben ohne Angst zu führen.

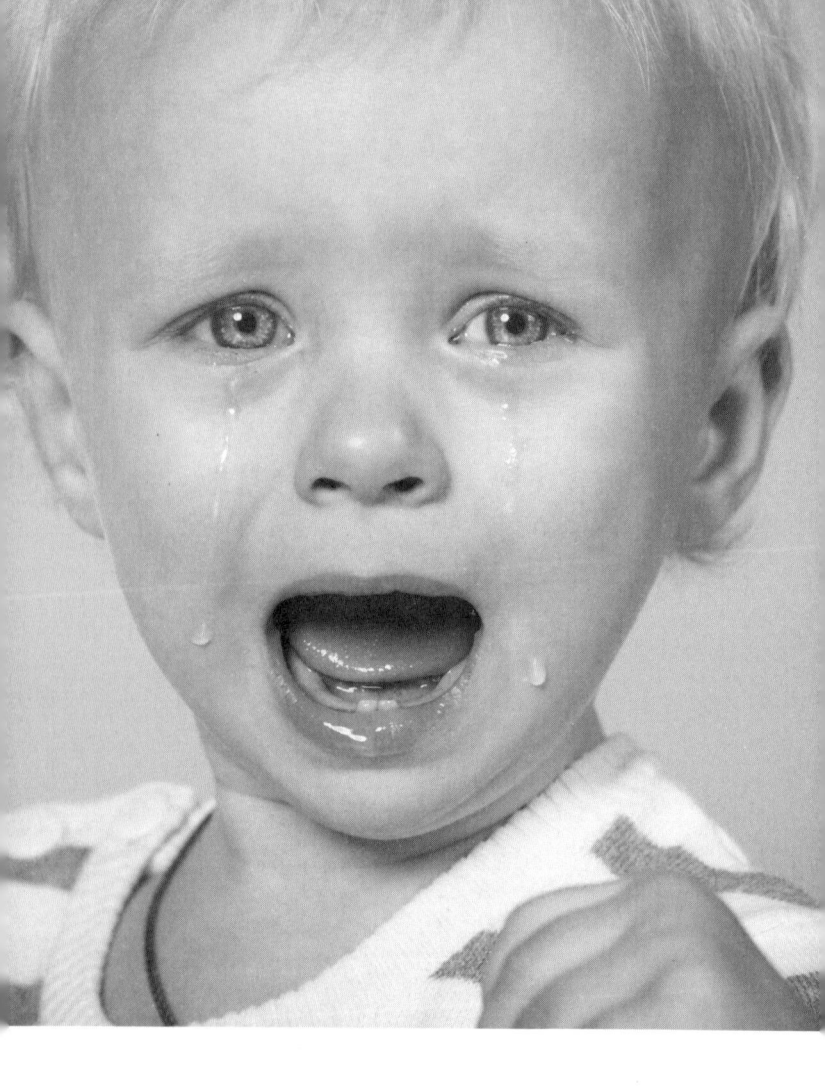

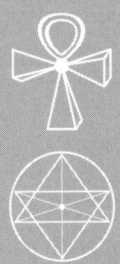

Angst ist erlernt

Haben Sie Angst? Na klar haben Sie Angst! Jeder hat doch irgendeine Form von Abscheu, Vorbehalten, Befürchtungen oder Panik. Über sieben Millionen Deutsche leiden sogar unter einer diagnostizierten spezifischen Phobie, Tendenz steigend. Aber keine Bange, das kriegt man wirklich weg! Ich weiß es, denn ich war der ängstlichste Junge, den Sie sich vorstellen können.

Vielleicht nicht in jeder Hinsicht ängstlich, aber ich hatte Angst vor Lehrern, vor Mitschülern, vor Einbrechern, vor Kellern und Spinnen, ja eigentlich vor allem. Damit war ich sicher nicht der Einzige in der Klasse, aber mich quälten meine Ängste so sehr, dass ich mit 15 Jahren beschloss, damit nicht mehr länger leben zu wollen. Ich nahm mir vor, angstfrei zu werden. Es wurde allerdings ein langer Weg. Jahrelang versuchte ich, eine Angst nach der anderen in die Zange zu nehmen, mich zu überwinden, mir Mut einzureden und mich zusammenzureißen oder zu disziplinieren. Doch egal, was ich tat, es tauchten immer neue Ängste in meinem Leben auf: Die Angst, ein Mädchen anzusprechen, die Angst, ein Referat zu halten, später die Angst vor dem Autofahren oder Angst vor Prüfungen. Mein Versuch, mich zu befreien, war fast wie Herakles' Kampf gegen die schlangenköpfige Hydra. Wurde ihr ein Schlangenkopf abgeschlagen, wuchsen sogleich zwei neue nach. Je mehr man ein Symptom bekämpft, ohne die dahinterliegende Ursache aufzuarbeiten, desto deutlicher zeigt sich der innere Konflikt! Alles wird schlimmer. Sich zusammenreißen brachte also nichts. Eine chronische Bronchitis, chronischer Schnupfen, Schulversagen, Sprachstörungen, Konzentrationsstörungen, psychosomatische Angststörungen, soziale Hemmungen, Begabungsdefizite und Weinerlichkeit waren unerträgliche Folgen meiner Ängste. Lächerlich, peinlich, ein Jammer!

Doch irgendwann, ich war schon 18 Jahre alt und stand kurz vorm Abitur, las ich das Märchen „Von einem, der auszog, das Fürchten zu lernen" von den Gebrüdern Grimm. Erinnern Sie sich an das Märchen? Der jüngere Sohn eines Töpfers galt als naiv und dümmlich, weil er sich vor nichts fürchtete. Weder Geister noch Friedhöfe oder Galgen ängstigten ihn. Mich hingegen faszinierte seine Furchtlosigkeit, und mir wurde durch dieses traditionelle Märchen klar, dass man Angst zunächst *erlernen* muss. Dieser Gedanke ließ mich fortan nicht mehr los. Wenn jemand vor etwas Angst hat, so muss er die befürchtete Situation zunächst einmal in seiner Gefährlichkeit kennengelernt, genauer gesagt emotional erlebt haben. Ich wusste bereits von Konditionierungen, Reiz-Reaktions-Verknüpfungen und Auslösern, und so bestätigte sich in den folgenden Jahren während meines geisteswissenschaftlichen Studiums mein Verdacht. Es war das Gegenteil von dem, was ich an der Uni in den Vorlesungen hörte, denn da hieß es immer, Angst entstünde angesichts des Unbekannten. Aber einmal ehrlich, wenn Sie Angst vor dem Unbekannten hätten, dann hätten Sie auch Angst vor diesem Buch, denn Sie kennen ja den Rest des Inhaltes nicht. Sie müssten gleich morgens nach dem Aufwachen Angst bekommen, denn der Tag, der vor Ihnen liegt, ist unbekannt. „Niemand hat Angst vor ‚Schnirx‘", sage ich heute bei meinen Vorträgen immer. „Warum nicht? Weil niemand ‚Schnirx‘ kennt." Wir haben nur Angst, wenn wir die Gefahr einer Sache bereits kennen oder sie mit einer ähnlichen Situation in Verbindung bringen. Ein Märchen brachte mich auf diesen Zusammenhang; meine Forschung in Sachen Angst wurde eine faszinierende und spannende Arbeit, denn dadurch zeigte sich mir der goldene Schlüssel zur Angstfreiheit, mit dem ich alle meine Ängste vollständig und in Sekunden auflösen konnte.

Zusammenfassung

Ängste und Blockaden basieren auf Erlerntem, haben eine Schutzfunktion und lassen sich durch das Bewusstmachen der ihnen gemeinsamen Ursache mit einer Verhaltensalternative versehen: entscheiden statt reagieren! Angstfreiheit ist somit Entscheidungsfreiheit.

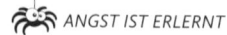

Der gemeinsame Nenner

Fallbeispiel: Ed, Manager

Wochenlang hatte Edmund sich vorbereitet. Doch nun rann dem Manager mit einem Jahreseinkommen von rund 80.000 Euro der Schweiß von der Stirn, als er kreidebleich und mit zitternder Stimme vor der Jahreshauptversammlung sprechen sollte. Ed, wie seine Freunde ihn nannten, schlotterten die Knie. Er stand da wie ein hilfloses Kind. Er hangelte sich von Wort zu Wort, von Satz zu Satz. Seine Hände kneteten verkrampft die Zettel mit dem Redemanuskript. Die Buchstaben verschwammen vor seinen Augen. Immer wieder schaute Ed in die Versammlung und spürte die Blicke, die auf ihn gerichtet waren, deutlich wie Injektionsnadeln. Hier waren nicht seine Freunde, hier waren seine Henker, die nur darauf warteten, ihn endlich verurteilen zu können, so fühlte er sich. Ed war hilflos wie ein Kind.

Endlich, nach einer halben Ewigkeit wrang er den Schlusssatz des Berichtes durch seine Kehle. Er war so froh, sein Manuskript endlich hinter sich gebracht zu haben, dass er vergaß, sich beim Publikum für die Aufmerksamkeit zu bedanken. Den höflichen und verhaltenen Applaus für seine jämmerliche Vorstellung hörte Ed schon gar nicht mehr. Er ging von der Bühne, sank auf seinen Stuhl und stürzte den Rest eines Brandys hinunter. Den weiteren Abend verbrachte Ed vor der Tür, eine Zigarette nach der anderen rauchend, bevor er sich ein Taxi nahm und verschwand.

Fallbeispiel: Marta, Haushaltshilfe

Marta hatte Waschtag. Jeden Mittwoch und jeden Freitag kümmerte sich die junge Polin um den Haushalt ihrer Nachbarin, einer 82-jährigen Kriegerwitwe. Heute war also wieder

Waschtag, und die alte Waschmaschine im Keller tat ihre ratternde Pflicht. Es war Mai, und Marta würde die Bettwäsche, die Handtücher und die große Tischdecke im Garten aufhängen. Die Frühlingssonne wärmte schon seit Tagen die Luft und ließ keinen Zweifel daran, dass es bald Sommer wurde.

Marta ging mit dem leeren Wäschekorb die dunklen Betonstufen der Kellertreppe hinunter. Lichtstrahlen fielen durch das vergitterte Kellerfenster, der Staub der Kellerluft teilte die Strahlen in ein flirrendes Muster. Bewegte sich da etwas über der Waschmaschine? Der große schwarze Fleck dort, war das ein Schatten, oder war es das, was Marta befürchtete? Das kleine Tier der Gattung Eratigena atrica machte sich mit seinen acht behaarten Beinen über eine fette Stubenfliege her, die soeben zappelnd in sein Netz gegangen war. Es wickelte sein bewegungsunfähiges Opfer in einen festen Kokon ein, in welchem es durch den mit dem Biss injizierten Verdauungssaft langsam von innen her zersetzt wurde.

Marta schrie, ließ den Wäschekorb fallen und rannte die Treppe hoch. Ihr Herz schlug bis zum Hals. Oben angekommen, schüttelte sie sich vor Ekel, bevor sie begann, sich für ihre alberne Angst zu schämen. Es war schließlich nur eine Spinne.

Fallbeispiel: Ines, Arzthelferin

Die 65-jährige Rentnerin Renate würde vielleicht noch leben, wenn Ines in ihrem Auto nicht vor Angst erstarrt wäre. Renate wollte eigentlich nur ihren Plastikmüll etwas tiefer in die gelbe Mülltonne stopfen und übersah dabei, dass vorher irgendjemand eine zerbrochene Glasvase in den Müll geworfen hatte.

Mit der bloßen Hand und mit hochgekrempeltem Ärmel griff Renate in die großen, senkrecht stehenden Glasscherben, die zwischen Joghurtbechern und Gemüseverpackungen nicht zu sehen waren, und schnitt sich damit den ganzen Unterarm auf. Die Scherben schnitten tief in das Gewebe hinein und hielten den Arm wie Widerhaken fest. Das Blut quoll aus dem Arm der hilflosen Frau. Bis eine aufmerksame Nachbarin den Notarzt alarmierte, lag Renate bereits ohnmächtig vor der Mülltonne. Der Abtransport der Schwerverletzten erfolgte dann professionell und zügig, bis zur großen Kreuzung kurz vor dem Krankenhaus, wo er vor Ines' Kleinwagen zum Halten kam.

Trotz Blaulicht und Sirene blieb Ines an der Ampel wie angewurzelt stehen und blockierte die Weiterfahrt. Die junge Frau am Steuer blickte mit weit aufgerissenen Augen und wie hypnotisiert in den Rückspiegel, das Dröhnen des Martinshorns hinter sich, und war unfähig, über die Kreuzung zu fahren – schließlich zeigte die Ampel ja rot. Als es endlich grün wurde, fuhr Ines mit quietschenden Reifen los, hatte aber leider in ihrer Panik den Rückwärtsgang eingelegt und krachte gegen den Krankenwagen. Wie bei jedem normalen Verkehrsunfall stieg Ines aus dem Auto, statt zunächst einmal schnellstmöglich die Kreuzung zu räumen und den Krankenwagen passieren zu lassen.

Schließlich konnte im Krankenhaus nur noch der Tod der Rentnerin festgestellt werden. Ines war durch das Ereignis so geschockt, dass sie sich fortan nicht mehr ans Steuer eines Autos setzte.

Fallbeispiel: Jörg, Auszubildender

Jörg war ein hervorragender Tischler und der Beste seines Jahrgangs in der Berufsschule. Für sein Gesellenstück, eine Spiegelkommode mit Schubfächern, wollte er nur die edelsten Hölzer verwenden.

Die drei Spiegel waren angeordnet wie ein mittelalterliches Triptychon, bei dem die dreigeteilten Kunstgemälde das mittlere Bild auf besondere Weise betonen. Man kennt das von zahlreichen religiösen Darstellungen: Jesus in der Mitte, und die Apostel links und rechts um ihn herum angeordnet.

Die Betrachterin im Spiegel würde durch Jörgs Triptychon zum künstlerischen Mittelpunkt, während sie sich frisiert und schminkt. Größere Schubkästen sollten Platz für Fön und Haarspraydosen bieten, mittlere für Parfüm und Abschminktücher und kleine Schubfächer zur Aufbewahrung von Schmuck dienen. Eher ein Meisterwerk als ein Gesellenstück, denn Jörg hatte hohe Ansprüche.

Den kompletten Entwurf hatte der 18-Jährige fix und fertig im Kopf. Nur mit der Umsetzung, für die er zwei bis drei Monate Zeit eingerechnet hatte, tat er sich schwer. Irgendetwas lenkte ihn immer wieder ab. E-Mails beantworten, ins Kino gehen, die Wohnung aufräumen, Freunde treffen, Faulenzen oder Joggen – es gab viel zu tun.

Und so verschob Jörg die Arbeit, die über seine Zukunft entscheiden sollte, immer wieder, bis er nur noch eine Woche Zeit bis zur Abgabe hatte. Als der Ausbildungsleiter zum wiederholten Mal nach dem Stand der Dinge fragte, entdeckte Jörg eine Katastrophe: die seltenen Hölzer, die er für sein Möbelstück ausgesucht hatte, waren wurmstichig! Aus den Zuschnitten rieselte Staub. Die Bretter standen monatelang unbeobachtet im Lager – nun waren sie gespickt mit kleinen Löchern und damit praktisch unbrauchbar.

Kein Holz, keine Kommode, kein Abschluss! Das Zögern des Auszubildenden ist bei Weitem keine Seltenheit in unserer Gesellschaft und hat sogar einen Namen: Prokrastination (*Aufschieberitis*) – eine Form von Perfektionismus, die Jörg nun beinahe seinen Arbeitsplatz kostete. Perfektionismus ist nicht etwa ein hoher Qualitätsanspruch, sondern die Angst, Fehler zu machen.

All diese Fallgeschichten haben eines gemeinsam: Es ist die erlernte Angst, oder genauer, der Versuch, eine bedrohliche Situation zu vermeiden. Ein in der Kindheit erlebter Stress ist die dahinterliegende Ursache dieser Angst.

Mit der Aufdeckung der Ursache beginnt auch die Umformung. Man muss allerdings genau an den Datenspeicher im Gehirn herankommen, in welchem die Ängste entstanden sind: die Emotionen. Das ist aufwendig und geht nicht immer schnell. Doch der Aufwand lohnt sich: Dass Ed nun ohne Schwitzen Vorträge hält, Marta Spinnen sogar nach draußen bringt, Ines mittlerweile wieder Auto fährt und Jörg rechtzeitig seine Aufgaben erledigt, spricht für sich und sollte Ihnen Hoffnung machen!

Das Besondere an der Angst ist nämlich, dass sie nur dann Macht über Sie hat, also Ihr Verhalten steuert, wenn sie im Unbewussten wirken kann. Sobald die genauen Angstauslöser bewusst sind, haben sie keinen Einfluss mehr auf das, was Sie tun oder fühlen. Mein langjähriger Freund und Mitarbeiter *Darius Sobhan-Sarbandi* formulierte es folgendermaßen, als wir einmal miteinander über Angst philosophierten:

Hast Du die Angst oder hat die Angst Dich?

Damit wird deutlich, dass der *Besitzer* einer Angst diese folgerichtig auch wieder loswerden kann – ein neuer Gedanke! Bislang glaubte man nämlich, man wäre seinen Ängsten ausgeliefert und könne nur mit extremer Disziplin oder Beruhigungsmitteln etwas dagegen tun. Aber brauchtes Sie Disziplin, um Ihre Angst zu entwickeln? Nein! Und Angst lässt sich wie eine „Seifenblase zum Platzen" bringen. Das genau ist es, wozu Ihnen dieses Buch verhelfen soll!

Mit einem kleinen Beispiel sei das verdeutlicht. Es handelt von Klaus, dem Klaustrophobiker aus meinem Buch „Heilen ohne Medikamente": Klaus suchte mich auf, nachdem er als Erwachsener Angst vor Aufzügen entwickelte. In einer ersten Ursachenanalyse fiel ihm ein, dass er als Vierjähriger zusammen mit seinem Freund beim Spielen auf einer Baustelle in einem Erdloch verschüttet wurde. Dort bekam er – im Gegensatz zu seinem Freund – einen Panikanfall. Der Grund, warum das für ihn so unerträglich war, lag weiter zurück: Seine Geburt dauerte sehr lang, sodass er dabei fast gestorben wäre.

Wenn einem Klaustrophobiker bewusst wird, dass ein Geburtstrauma die Kriterien *eng, dauert lange, ist lebensgefährlich, kann nicht kontrolliert werden* und *Licht oder Weite rettet* lieferte, die er auf den Fahrstuhl übertragen hat, dann wird damit schlagartig klar, dass es nicht der Aufzug war, sondern die *Geburt*, die ihn bei Sauerstoffnot stresste.

Klaus verlor seine Angst innerhalb weniger Minuten durch meinen Hinweis, dass seine Klaustrophobie nur eine emotionale Erinnerung an ein Trauma darstellt, um ihn vor einer Wiederholung des Geburtstraumas zu warnen. Die Geburt kann sich aber nicht wiederholen, und der Aufzug stellt keine größere Gefahr dar als eine Treppe. Durch diese Information wird der Ursprung des Angstgefühls in unser rationales Bewusstsein gehoben, und damit kann die Angst verschwinden. Sie kehrt dann auch nicht mehr zurück.

Wir fuhren anschließend zum Test in einem klapprigen Lift mit flackernder Beleuchtung fünf Stockwerke auf und ab, doch Klaus lachte nur noch befreit. Sich bewusst zu machen, dass nicht nur ein Aufzug, sondern auch eine Treppe, ein Gehweg oder sogar die eigenen vier Wände gefährlich sein können, führt im Gehirn zu der Erkenntnis, dass Angst un-

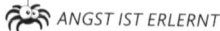

wirtschaftlich ist. Die Psyche kann gar nicht anders, als auf das Angstmuster zu verzichten, sobald ihrer Wirksamkeit der Boden entzogen ist.

Ein brandaktuelles Beispiel habe ich vor wenigen Tagen in meinem Institut erlebt. Während der fünftägigen Ausbildung zum Coach demonstrierte ich den Teilnehmern, wie man über eine 15 Meter hohe Balkonbrüstung balanciert. Ich ging über den schmalen Steg und schaute nicht einmal auf meine Schritte, weit unter mir die Straße und die Autos, klein wie Spielzeug. Heike, einer jungen Frau aus Hamburg aus meinem Kurs, stockte fast der Atem, sie bekam Angstschweiß und Unruhegefühle – allein beim Zusehen durchs Fenster. Doch nach circa 15 Minuten ging sie selbst beherzt und lachend über die Balkonbrüstung, nachdem ihr in einer kleinen Hypnose klar geworden war, dass ihre Angst mit den Ängsten ihrer Mutter zu tun hatte – die ist nämlich als Baby aus dem Kinderwagen gefallen und hat die Tochter stets überbehütet behandelt und vor Höhe gewarnt. So versteckt und dennoch so logisch können Angstursachen sein.

Ein älteres Beispiel stammt aus einem meiner Vorträge, den ich mehrmals in meiner Wahlheimat Iserlohn gehalten habe. Dort wollte ich vor versammeltem Publikum mit einem Freiwilligen demonstrieren, wie ich eine Höhenangst auflöse. Karl-Heinz, ein Mann Anfang 60, meldete sich spontan. Seine Angst, die er seit dem zehnten Lebensjahr hatte, störte ihn enorm. Er musste auf Reisen mit seiner Frau oft bei Ausflügen auf Aussichtsplattformen und sogar beim Eiffelturm einfach passen und fühlte sich natürlich dabei wie ein Spielverderber. Nach vier Wochen schickte er mir ein Handyfoto aus einem 48 Meter hohen Riesenrad, das er selbst aufgenommen hatte. Seine Höhenangst war nach einer kleinen Reflexion im Anschluss an meinen Vortrag vor hundert Menschen verschwunden, und das innerhalb von weniger als 20 Minuten. So einfach kann das sein.

Ein physikalisches Gesetz macht den Ansatz zur Angstfreiheit zuverlässig. Es ist das *Gesetz des geringsten Widerstandes*. Es besagt, dass sich jedes Potenzial auszugleichen versucht, und zwar möglichst ohne Kraftaufwand und Energieverlust. Strom fließt stets durch die Leitung mit dem geringsten Widerstand. Wasser fließt nur einen Berg hoch, wenn eine Staumauer oder ein Unterdruck verhindert, dass es bergab fließen kann.

Genauso verhält sich auch unser Gehirn. Es fällt seine Entscheidungen in Bruchteilen von Sekunden, immer nach dem Gesetz des geringsten Widerstandes. Nun kommt es nur noch darauf an, was man als den geringsten Widerstand bezeichnet. Für den einen sind Spielregeln hilfreich, für den anderen sind sie Bevormundung. Der eine mag die Nachfrage nach dem Befinden, der andere empfindet dies als Einmischung oder Heuchelei. Der eine braucht Risiko und Herausforderung, der andere stirbt dabei fast vor Furcht. Wenn man ganz genau weiß, was der subjektiv empfundene Widerstand eines jeden Einzelnen ist, dann hat man den Hebel, mit dem man die Angst besiegen kann!

Der Algorithmus der Psyche

Den *Algorithmus der Psyche* habe ich einmal die Formel genannt, die unser Bestreben bestimmt. Sie lautet:

Die eigene Absicht widerstandsfrei verwirklichen.

Einfacher: Jeder Mensch will seine Bedürfnisse ohne weiteren Stress befriedigen. Wer müde ist, wird schlafen, es sei denn, das Bett brennt. Wer Appetit hat, wird essen, es sei denn, das schlechte Gewissen hat es ihm verboten. Niemand will, dass man sich in seine Absicht einmischt. Wenn Sie einem Kind sagen, dass es ins Bett gehen soll, wird es sich nicht für den guten Tipp bedanken, sondern sich über Sie ärgern – selbst wenn es sinnvoll wäre, ins Bett zu gehen. Es geht also immer darum, dass wir selbst entscheiden wollen, welchen Weg wir zu unserem Ziel einschlagen.

Jedes der drei Elemente der oben genannten Formel – *eigene Absicht, widerstandsfrei, verwirklichen* – hat eine eigene Größe, die gegen unendlich geht und nie gegen null gehen darf. Ist die Absicht verwirklicht, herrscht für einen Augenblick ein Zustand der *Bedürfnislosigkeit.*

Alle streben danach, die eigenen Absichten zu verwirklichen. Wir nehmen unglaubliches Leid in Kauf, nur weil wir den leichteren Weg zur Bedürfnislosigkeit nicht kennen. Der Algorithmus erklärt, warum Menschen lieber sterben, als ihr Verhalten zu ändern. Eine Verhaltensänderung würde mehr Stress erzeugen, als der Tod, so glauben sie.

Die Absicht von Klaus in oben genanntem Beispiel war, ins oberste Stockwerk zu gelangen. Dem stand die Angst zu ersticken entgegen. Er konnte sein Ziel nur erreichen, wenn er die Treppe nahm und den Aufzug mied. Obwohl die neunzehn

Stockwerke ein enormer Aufwand waren, erschien ihm dieser Widerstand geringer als der unterbewusst befürchtete Verlust der Kontrolle über das Leben. Erst als er die Ursache seiner Angst reflektiert hatte, konnte er sein subjektives Empfinden kontrollieren und die Angst vor einem Aufenthalt im Aufzug überwinden.

Wenn ein Raucher wüsste, dass er auch ohne Zigaretten das Gefühl von Erleichterung bekommen kann, dann könnte er die fünf Euro pro Packung sparen, müsste weder Krankheiten befürchten noch Erniedrigungen durch das Rauchverbot in Kauf nehmen. Aber er weiß es nicht, deswegen raucht er beim Auslöser Bevormundung.

Wenn ein aufgrund der derzeitigen Migrationswelle verängstigter Bürger wüsste, dass die Menschen, die Tausende Kilometer hinter sich haben, viel mehr Angst haben als er selbst, dann wäre er ganz entspannt. Wie würden Sie sich fühlen, wenn Sie zum Beispiel nach Singapur emigrieren würden, dort weder die Kultur kennen noch wissen, wie man seinen Wohlstand und seine Existenz sichert? Wenn die Menschen dann noch wüssten, dass der Islam keine trostspendende Religion ist, sondern ein uraltes politisches Konzept, dazu eines, das in einer humanistischen Welt kein Zukunftsmodell darstellt, und diese Menschen nun zu Tausenden in genau die Länder ziehen, in denen *autoritäres Einschüchtern, Gewaltbereitschaft, Respektlosigkeit* keine zeitgemäßen Werte darstellen, dann wären sie nicht nur entspannt, sondern könnten sich ihrer wichtigen Vorbildfunktion bewusst sein. Genauer, wenn Sie wüssten, dass man von Ihnen sogar gerne lernt, wie man ohne Gewalt und Bevormundung glücklich in Sicherheit erfolgreich wird, hätten Sie keine Angst vor einer islamischen Invasion (die es auch sicherlich nicht gibt). So einfach kann Angst verschwinden. Doch wie entsteht Angst überhaupt?

Angst entsteht durch Konditionierung

Ein Mensch kann vor allem, was ihn real oder eingebildet umgibt, Angst haben: vor Fremden, vor dem Tod, vor Spinnen, Prüfungen, Homosexuellen und Schokolade. Aber nur, wenn er durch genau diese Dinge irgendwann einmal in Gefahr geriet, sie also einen großen Widerstand für ihn darstellen. Da weder Tod noch Spinnen oder Schokolade gefährlich sind, sondern wir das immer nur befürchten, haben wir es genau genommen mit einer Konditionierung zu tun!

Was ist eine Konditionierung?

Stellen Sie sich vor, Sie bekämen in Ihrem Büro einen neuen Teppich. Weil Ihr Chef stets auf die Finanzen achtet, hat er einen besonders günstigen Teppich ergattert. Dieser besteht zu 100 Prozent aus Polyacryl und verträgt sich nicht mit Ihren Polyesterschuhsohlen vom Discounter (höchstwahrscheinlich werden Sie bei einem solchen Chef auch auf Ihr eigenes knappes Budget achten müssen). Die beiden Kunststoffe laden sich also bei jedem Schritt elektrostatisch auf.

Jedes Mal, wenn nun ein Kunde in Ihr Büro kommt und Ihnen seine feuchte Hand gibt, bekommen Sie durch die Entladung einen Stromschlag. Das passiert Ihnen drei-, viermal hintereinander, und Sie beginnen zu beten, dass niemand mehr Ihr Büro betreten und Ihnen die Hand geben möge. Durch das ständige Zusammentreffen beider Reize – *Entladung* und *Handschütteln* – wird die emotionale Bedeutung des einen Reizes auf einen bislang neutralen Reiz ausgeweitet.

Die gesamte Welt der Symbole hat diese Struktur. Ein Symbol besteht immer aus zwei Elementen: Etwas, das ist, und seiner Bedeutung. Die Ursprungsbedeutung des griechischen Wortes Symbállein (συμβαλλειν = Zusammenwerfen) deutet das bereits an.

So kommt es, dass Menschen tatsächlich glauben, Zigarettenrauch würde das Ausschütten von Glückshormonen erzeugen, obwohl ihnen jeder Nichtraucher beim Einatmen von Qualm etwas hustet und bestätigt, dass Qualm keineswegs glücklich macht. Der Raucher aber ist darauf konditioniert, dass Rauchen offenbar nur Erwachsenen erlaubt ist und in kleinen Pausen stattfindet: Er fühlt sich, sobald er qualmt, frei von Erwartungsdruck.

Dabei zeigt sich, dass wir voller Konditionierungen sind. So bekommen fast alle Menschen einen Adrenalinstoß, wenn man sie anschreit – dabei ist eine laute Stimme keinesfalls bedrohlich, wie jeder bestätigen kann, der schon einmal einen Operntenor live singen hörte. Noch nicht mal beim Gesang des Rocktenors Peter Hofmann (* 22.08.1944 – † 29.11.2010) bekamen die Menschen Angst. Laute Stimmen an sich erzeugen nämlich keinen Stress!

Das eigentlich Bedrohliche an einer lauten Stimme haben Menschen oftmals bereits während der Entwicklung im Mutterleib erfahren, wenn die eigene Mutter von Eltern, Partnern oder jemand anderem angeschrien wurde oder selbst Grund zum wütenden Schreien hatte. Mütterliche Stresshormone werden zeitgleich mit der lauten Stimme (die das Kind im Bauch ab etwa dem fünften Schwangerschaftsmonat hören kann) ausgestoßen – und das auch nur, weil früher bei der Kindeserziehung nicht nur geschrien, sondern auch geschlagen und verletzt wurde. Lernprozesse erhalten sich auf diese Weise durch die Mütter über Jahrhunderte hinweg!

Sie können bereits allein durch diesen Hinweis nun etwas gefasster bleiben, wenn man Sie anschreit.

Ein Erlebnis meiner Studentin Maria-Theresia Niegel aus Wettringen zeigt, wie differenziert sich Konditionierungen auswirken können – im folgenden Fall war eine brennende Waschmaschine Auslöser für drei Symptome:

Fallbeispiel: Brennende Waschmaschine

Vor ein paar Monaten führte Maria-Theresia ein Telefonat mit der Sachbearbeiterin ihrer Krankenkasse. Die freundliche und interessierte Mitarbeitern fragte sie im Gespräch, wie denn die Arbeit als Coach genau aussehe. Meine Kollegin erzählte ihr von Ursachenanalyse, Symptomauflösung usw., woraufhin die Frau Hilfe suchend ein Gespräch über ihren 7-jährigen Sohn begann, der seit langer Zeit unter Neurodermitis, Asthma und einer besonderen Form von Autismus leide.

Sie hatten über die Jahre mehrere Therapeuten unterschiedlicher Art aufgesucht mit mäßigem Erfolg. Maria-Theresia stellte ihr am Telefon eine für uns Coaches klassische Analysefrage: ob während der Schwangerschaft irgendein tief greifendes Ereignis stattgefunden hätte. Das machte die Frau nachdenklich. Nach kurzer Überlegung sprach sie von einem Brand in ihrem Haus, bei dem sie fast umgekommen wären, da sich alle im Schlaf befanden. Ein Kurzschluss der Waschmaschine im Keller hatte den Brand ausgelöst. Maria-Theresia analysierte weiter:

Ich erkundigte mich daraufhin, ob bei ihrem Sohn die Symptome permanent auftauchen oder ob diese auftreten, wenn er unter starkem Stress oder Druck stehe. Sie bestätigte bereits meine Annahme und betonte noch, dass selbst der Autismus sich nur in solchen Situationen bemerkbar macht. Ich klärte sie darüber auf, dass Babys im Bauch ihrer Mutter über die Nabelschnur nicht nur mit Nährstoffen versorgt werden, sondern auch sämtliche Neurotransmitter, also auch Stresshormone abbekommen. Das Baby im Bauch geriet beim Hausbrand also ebenso wie die Mutter unter Stress. Es braucht nicht viel Fantasie, um sich vorzustellen, was einem Menschen in so einer akut dramatischen Situation widerfährt. Todesangst, Panik, Hektik – oft kann man keinen klaren Gedanken mehr fassen und ist nur noch bemüht, das eigene Leben zu retten. Überforderung, Machtlosigkeit, Hilflosigkeit, das Ohnmachtsgefühl, allem ausgeliefert zu sein. Allein der Gedanke an so eine Tragödie erzeugt in uns oftmals bereits Stress.

Nun weiß ein kleines Baby aber nicht, dass es sich im Bauch seiner Mutter befindet und es deren Gefühle sind, von denen es da gerade überwältigt wird. Es wird wie von einem Blitzschlag aus heiterem Himmel davon getroffen. Was würde man selbst wohl machen, wenn man in einer solchen bedrohlichen Lage wäre? Nur raus hier und weg!

Daraufhin sagte die Frau am Telefon: „Oh mein Gott, jetzt weiß ich auch, warum ich plötzlich heftige Wehen bekam und in Panik geriet!" Das Drama hatte also offenbar noch kein Ende. „Jetzt wird mir auch klar, warum mein Sohn, als er anfing zu laufen, immer zur Waschmaschine gegangen ist, auch wenn wir bei Freunden oder Verwandten waren!" Das Kind hatte offenbar gelernt, dass das Geräusch einer funktionierenden Waschmaschine beruhigend ist.

„Irgendwann hat er dann damit aufgehört", sagt sie. Ich vermutete, dass der Junge vielleicht einen Ersatz für die Waschmaschine gefunden hat. Vielleicht etwas, das so ähnlich klingt? „Das ist mir jetzt unheimlich!" sagte die junge Mutter besorgt und fragte weiter: „Was kann man denn da machen?"

Ich entgegnete: „Das ist nicht unheimlich, das ist unterbewusster Stress. Um ihn zu überwinden, muss Ihr Sohn nur verstehen, dass es Ihr Stress war, nicht seiner, und er heute nicht mehr ‚gefangen' ist, sondern ihm andere Möglichkeiten zur Stressbewältigung offenstehen." „Das ist alles?" „Ja, das ist alles und es ist nicht mal schwierig", entgegnete ich.

Soweit ein Analysebeispiel meiner Kollegin Maria-Theresia Niegel. Die therapeutische Konsequenz wäre in diesem Falle, dem Kind in einer Traumreise diese Zusammenhänge imaginär zu zeigen, um ihm dann eine alternative emotionale Schlussfolgerung zu ermöglichen, damit seine stressbedingten Symptome abklingen können.

Wir sehen also, Konditionierungen können sehr differenziert sein. Man kann sogar ein und denselben Reiz mit verschiedenen Bedeutungen belegen.

Wenn Primarstufenschüler im langweiligen Unterricht sitzen, mit dem Schlaf kämpfen (weil ihnen vor lauter Disziplindruck der wertvolle Botenstoff Serotonin ausgegangen ist, jenes Hormon, das uns zur Aufmerksamkeit befähigt) und es läutet zur Pause, dann atmen sie erleichtert auf, sind wieder hellwach und rennen lärmend auf den Schulhof. Nachdem sie dort 15 Minuten lang Fangen, Gummitwist und Fußball gespielt haben, läutet es erneut. Rennen die Kinder nun wieder gröhlend in die Klasse? Nein! Sie verdrehen die Augen, stöhnen und schleppen sich wieder an ihren Platz.

Der gleiche Reiz kann eine völlig andere Bedeutung bekommen und damit eine völlig andere Reaktion auslösen. Das ist auch der Grund dafür, warum der eine Mensch dick wird, wenn er Schokolade isst, und der andere abnimmt. Letzterer macht etwa die sogenannte *Schokoladen-Diät*, hat somit nach drei Tagen die Nase gestrichen voll von Schokolade und fühlt sich nach dem Verzehr anders als ersterer.

Das bedeutet zugleich: Je mehr Angst und Stress ein Mensch dabei empfindet, seine geliebte Schokolade zu essen, desto dicker wird er, weil er sie mit einem komplizierten Stoffwechselbefehl zu Fett umbaut. Übergewichtige sind

Menschen mit einer speziellen Angst vor Mangel. Wie man diese auflöst, habe ich in meinem Buch „Abnehmen ist leichter als Zunehmen" beschrieben.

Geiz und Übergewicht sind Ausdruck ähnlicher Ängste. Geiz ist ein verzweifeltes Festhalten an etwas, das rar und selten erscheint und dessen Wert hoch eingestuft wird. Geiz ist somit ebenfalls eine erlernte Angst vor Mangel. Nicht selten sind „Messies", also Menschen mit einer Wegwerf-Hemmung, auch übergewichtig.

Da Kinder ganz besonders lernfähig und noch sehr unkritisch sind, sollten wir im Umgang mit ihnen behutsam sein. Kinder sind leicht zu konditionieren und folgern nach kurzer Zeit automatisch, dass zwei völlig voneinander unabhängige Dinge „A" und „B" zusammengehören. Kinder glauben den abstrusesten Unsinn, wie etwa dass man sich anstrengen muss, um erfolgreich zu sein, dass man gut in der Schule sein muss, um später Geld zu verdienen, dass Fremde einem Böses wollen oder dass man, wenn man krank ist, zum Arzt gehen muss. Derart konditioniert gehen viele durchs Leben, ohne jemals kritisch zu prüfen, ob das überhaupt stimmt, was die halbe Welt denkt, und das, obwohl solche Gedanken großes Leid erzeugen und es Millionen Ausnahmen davon gibt. Die hartnäckigsten falschen Glaubenssätze, wie etwa „kalte Füße machen Schnupfen" oder „Essen macht dick", „nachts muss man schlafen" usw. resultieren aus solchen Konditionierungen in der Kindheit. Die Konditionierung ist leider ein unglaublich mächtiger Faktor beim Erlernen von Verhaltensweisen – sie begleiten einen Menschen oft ein Leben lang. Solche selbst geschaffenen Verhaltensmuster haben ihren Ursprung in der Kindheit und werden durch Wiederholung, Bestätigung und tiefe emotionale Eindrücke verstärkt und unterbewusst auf weitere Reize übertragen. Da Stressreize für uns eine viel hö-

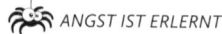

here Bedeutung haben, als alles andere, geschehen Konditionierungen dadurch wesentlich effektiver, nachhaltiger und schneller als mit Glücksgefühlen. Wir lernen schneller durch Schmerzen!

Viele Menschen sind überrascht, wenn ich ihnen erkläre, dass sie als Kind in den ersten drei Jahren ihres Lebens Erlebtes rein emotional erfahren haben und es daher auch nicht zeitlich einordnen konnten. Die Konsequenz, dass Bedrohliches als *Situation von ewiger Dauer* abgespeichert wird und somit ein Angstmuster erzeugen kann, verblüfft zwar viele, dennoch leuchtet es den meisten Klienten ein. Da dieses Ur-Trauma vom Kind als existenzbedrohlich empfunden und unterbewusst neuronal verschaltet wird, kann es ein Leben lang durch entsprechende Trigger – also Erinnerungen – aufgerufen werden, die dann den gleichen körperlichen Stress auslösen wie das Ursprungserlebnis.

Genau das ist der Grund, warum Angehörige häufig ratlos sind, wenn sie sehen, wie bei einem erwachsenen Menschen durch einen harmlosen Fahrstuhl, eine bevorstehende Flugreise oder einen Zahnarzttermin eine überschießende Angstreaktion ausgelöst wird. Ein Erwachsener empfindet Situationen mit einem ganz anderen kontextuellen Verständnis als ein Kleinkind – er weiß, dass Dinge wieder vorbeigehen und man sie auch aushalten kann. Ein Kind weiß das nicht! Dinge, bei denen ein Erwachsener nur gelassen mit den Achseln zuckt, erscheinen einem Kind wie eine lebensbedrohliche Katastrophe – und umgekehrt: Dinge, bei denen ein Kind glaubt, sein Leben sei in Gefahr, empfindet ein Erwachsener meist als Lappalie. Da die Logik der Symptome aber auf der Reife und der Macht eines Säuglings oder Kleinkindes basiert, welches sich vor der Wiederholung einer

Traumatisierung schützen will und dieses Schutzmuster nicht bewusst entwickelt, wird ein Symptom immer deutlicher und stärker, je öfter die zu vermeidende Befürchtung eintritt.

Je häufiger ein Mensch re-traumatisiert wird, desto schlimmer wird seine stressbedingte Störung! Wenn jemand einfach nur Angstsymptome bekämpft oder mit Medikamenten unterdrückt, fürchtet er unterbewusst den Verlust seines Schutzkonzeptes, und das Symptom verschlimmert sich. Daher ist die sogenannte Konfrontationstherapie, bei welcher der Patient absichtlich in eine Angst machende Situation versetzt wird, oft von zweifelhaftem Erfolg.

Natürlich können Sie durch ständige Konfrontation mit Ihrer Bedrohung lernen, dass diese letztlich nicht so dramatisch ist, aber zum einen könnte man diesen Vorgang verkürzen, zum anderen etwas mehr methodisieren, und außerdem ignoriert die Konfrontationstherapie arroganterweise, dass eine Angst keine Dummheit ist, die man beseitigen muss, sondern ein intelligentes, aber eben irrationales Schutzkonzept gegen etwas, an das der Angstauslöser unterbewusst erinnert!

Wenn ich Ihnen immer wieder eine Spinne vor die Nase halte und Sie auffordere, die Spinne zu berühren, lernen Sie vielleicht, dass diese konkrete Spinne nicht gefährlich ist. Vielleicht lassen Sie sich dann das Tier sogar über die Hand laufen, aber Sie lernen vor allem, dass Sie zuvor offenbar ein Idiot oder eine Memme gewesen sein müssen, sonst wäre ja nicht alles so einfach aufzulösen. Warum Sie aber Angst vor Spinnen hatten – und diese hat einen ernsten Hintergrund –, wissen Sie dann noch immer nicht.

Unser Denken beginnt also bereits weit vor der Geburt (was viele Menschen nicht wissen). Darüber hinaus kann unser

Gehirn nichts vergessen und jederzeit alles Datenmaterial durch das Antriggern von Emotionen abrufen.

Erforscht wurde die immense Verknüpfungsfähigkeit des Gehirns bereits Anfang des letzten Jahrhunderts vom russischen Naturforscher und Nobelpreisträger *Iwan Pawlow* (1849–1936). Er stellte fest, dass immer dann, wenn er seine Laborhunde füttern wollte, die Tiere in freudiger Erwartung aufsprangen, noch bevor er die Näpfe gefüllt hatte. Er untersuchte diese Beobachtung wissenschaftlich. Dazu operierte er einem Hund, der als *Pawlowscher Hund* ein Begriff wurde, ein Glasröhrchen in den Unterkiefer ein, sodass man sehen und messen konnte, ob und wie viel Speichel dem Hund im Maul zusammenfließt. Dann stellte Pawlow seinem Hund einen Futternapf hin, der Hund bekam Speichelfluss. Irgendwann schlug Pawlow ein kleines Glöckchen an. Was geschah nun mit dem Hund? Nichts. Dem Tier bedeutete das Gebimmel nichts. Doch dann schlug Pawlow das Glöckchen immer kurz bevor er seinem Hund etwas zu fressen gab an. Und nach nur drei Wochen konnte er beobachten, dass die Hunde bereits auf den Glockenton mit Speichelfluss reagierten. Der Körper des Hundes zeigte eine Reaktion. Pawlow hatte nur das Glöckchen angeschlagen und gar kein Futter ausgeteilt, trotzdem bekamen die Hunde Speichelfluss – eine Verknüpfung zwischen Glöckchen und Futter hatte stattgefunden. Dem Tier lief das Wasser im Mund zusammen, weil es erwartete, es gäbe gleich etwas zu fressen.

Eine erlernte *Erwartung* erzeugte eine körperliche Reaktion! Fällt Ihnen dabei etwas auf? Angst mit Herzrasen, Zittern, Schwitzen und Übelkeit ist ebenfalls eine *körperliche Reaktion*. Erwartungen lassen sich leicht automatisieren, denn das spart für das Gehirn eine Menge Energie. Und nicht nur der Hund ist aus diesem Grund ein *Gewohnheitstier*, sondern jedes Wesen mit einem Gehirn – auch der Mensch. Dieses Gehirn ist zwar unfassbar lernfähig und in seinen Rechenoperationen präzise, arbeitet aber leider zum überwiegenden Teil im Verborgenen – eben unbewusst. Es heißt, nur etwa drei bis fünf Prozent unserer gedanklichen Leistung würde ins Bewusstsein geraten. Dafür, dass wir uns alle für so rationale Wesen halten, ist das eher beschämend gering. Das große Problem unserer fleißigen grauen Masse unter der Schädeldecke ist, dass es *alles* wahrnimmt und *nichts* vergisst. Das Gehirn ist ein *Hochleistungs-Großrechner*, der hauptsächlich aus Wasser besteht. Es kümmert sich um sämtliche Zellen und Funktionsvorgänge im Körper und schläft nie! Dennoch ist das Gehirn der am meisten unterschätzte Körperteil. Es ist unsere Kommandozentrale und kann alles veranlassen, was wir für möglich halten. Dies geschieht mit einer atemberaubenden Geschwindigkeit, die jeden noch so leistungsfähigen PC um Tausendfaches übertrifft. Daher können wir innerhalb von Sekundenbruchteilen herausfinden, ob uns ein Mensch bekannt vorkommt, sympathisch erscheint, ob wir seine Stimme mögen etc. Das schafft kein Computer – doch sogar ein Kind kann dies mühelos.

Diese Eigenschaft der Konditionierung verhilft uns natürlich auch zu enormen Erleichterungen. So müssen wir nicht jedes Mal neu nachdenken, was eigentlich das rote Licht an der Verkehrsampel bedeutet. Bis wir darüber philosophiert haben, dass die rote Farbe uns möglicherweise an Blut erinnert, und wo Blut ist, da ist auch Verletzung und somit Gefahr – wir sollen also stehen bleiben ... Und was bedeutet noch einmal Grün? Ist dies nicht Natur, Leben, Fruchtbarkeit, Nahrung? Also alles in Ordnung, ich kann fahren – *zack!* Rot! Konditionierungen sind sinnvoll, aber eben nicht immer, wie wir bereits gesehen haben.

Das Gehirn vergisst – leider – nichts!

Ebenso unvorstellbar hoch wie seine Rechenleistung ist die Speicherkapazität des menschlichen Gehirns. Auf CD-ROM gebrannt, würden diese Daten einen Turm von rund 6,8 Millionen CDs mit 16 Kilometern Höhe und einem Gewicht von mehr als 1,2 Tonnen ergeben. Hinzu kommt, dass unser Gehirn vermutlich noch nicht einmal das einzige menschliche Datenverarbeitungsorgan ist. Nicht nur, dass unser gesamter Magen-Darm-Trakt von einem Nervengeflecht umhüllt ist und seine eigenen Verdauungsregeln erstellt – sogar unser Herz, so glauben Neurobiologen, arbeitet autonom und kann in gewissem Rahmen „Entscheidungen" zur Regulierung des Organismus fällen. Die neuesten Ergebnisse in der Hirnforschung zeigen: Wahrscheinlich ist unser Gehirn sogar in der Lage, über die Zirbeldrüse auch ohne die Hilfe unserer Sinnesorgane Informationen *einzufangen*. Das bedeutet nichts anderes, als dass wir physikalisch (noch) nicht Messbares wahrnehmen können. Orientierung im Dunkeln oder das Registrieren von Gefahr gehören genauso dazu wie Vorahnungen von Tod oder Krankheit von Verwandten. Auch das Erdmagnetfeld wird vom Menschen unbewusst erspürt. Ob wir diese Fähigkeiten nutzen und trainieren, hängt von Glauben, Kultur, Förderung, Interesse aber auch von Selbstsicherheit, also von Angstfreiheit, ab.

Ich möchte im Folgenden zeigen, dass Sie sich mit einer bestimmten Gesprächstechnik, in der Sie Ihre emotionalen Hirnareale nutzen, präzise und überprüfbar daran erinnern können, wo Sie als Kleinkind laufen gelernt haben, was Sie anhatten, worauf Sie zugegangen sind und vor allem wann, an welchem Datum und Wochentag genau das gewesen ist! Probieren Sie es aus! Setzen Sie sich bequem hin, und versetzen

Sie sich mit geschlossenen Augen und in echter Ruhe (!) imaginär in die Situation, in der Sie mutmaßlich Ihre ersten eigenen Schritte gegangen sind. Lassen Sie sich von den Gedanken, die da hochkommen, einfach lenken, nehmen Sie diese ernst! Kontrollieren Sie nicht mit Logik und Verstand! Dann fragen Sie sich selbst nach Jahreszeit, Monat, Datum und Wochentag. Das Ergebnis können Sie mit einem elektronischen Kalender überprüfen. Wir führen diesen Test in unserem Institut seit 2010 standardmäßig mit einem Großteil unserer Klienten durch. Unsere Testpersonen lagen nur zu etwa 20 Prozent im ersten Durchlauf daneben. Doch wenn im zweiten Test fast alle eine korrekte Datum-Wochentag-Konstellation nennen, so wie ich es in meiner Praxis seit Jahren erlebe, dann trauen Sie dem Gehirn auch zu, dass es sich genau an die Geburt und an die Monate davor und danach erinnert. In dieser Zeit nämlich werden die Angstprogramme „geschrieben".

Zwar heißt es, Ängste würden über die Erbanlagen weitergegeben werden. Das ist vielleicht in engen Grenzen nicht ganz auszuschließen, jedoch halte ich es für wesentlich bedeutungsvoller, dass erstens Lernprozesse bereits in einem sehr frühen pränatalen Entwicklungsstadium stattfinden, dass wir also die Emotionen der Mutter erlernen, und dass sich zweitens Erbanlagen über Jahrmillionen im Erbgut halten können Dies würde bedeuten, dass sich auch Mut und Coolness vererben lassen. Es müsste also einen Grund geben, warum ein der Angst konträres Programm sich nicht dominant durchsetzen sollte, denn da Angst das Verhalten beeinträchtigt und die Abwehr schwächt, müsste der Zweig der ängstlichen Menschen folglich längst ausgestorben sein. Davon abgesehen: Wenn ein Mensch innerhalb von Minuten seine Angst vollständig und rückfallfrei, mess- und überprüfbar, allein durch eine Erkenntnis überwindet, kann mir niemand von Erbanlagen erzählen. Ängste sind ein *geisteswissenschaftliches* Thema und keines der *Biologie*. Nur der Vollständigkeit halber sei gesagt: Es gibt Menschen, die mir sagen, sie hätten ihre Ängste deswegen, weil sie in angeblichen früheren Leben Traumatisches erlebt haben. Abgesehen davon, dass ich die Annahme früherer Leben nicht ablehne, so muss es aber eine Erklärung geben, warum wir ausgerechnet in diesem Leben ein Problem bekommen, denn wenn es ein früheres Leben gab, dann muss es davon sehr viele gegeben haben. Das bedeutet, wir alle sind schon einmal verhungert, an einer Krankheit verreckt, erschlagen oder von einem Raubtier gefressen worden. Warum sind wir dann nicht alle zum Schutz davor übergewichtig, misstrauisch, tierscheu und Gesundheitsfanatiker? Antwort: Weil es erst in diesem Leben einen Grund, einen Auslöser für das Angstprogramm geben muss.

Übrigens gehe ich mit meinem physikalischen Verständnis davon aus, dass sich auch Informationskomplexe anreichern, also weiterentwickeln können. Man kann ein Kochrezept verfeinern, eine Sinfonie ausarbeiten und auch ein Computerprogramm verbessern. Doch teile ich nicht die Sicht einiger Rückführungstherapeuten, es gebe eine Art *Gericht*, das darüber entscheidet, dass ein *Verbrecher* beispielsweise im späteren Leben als *Opfer* zur Welt kommt, um sein Karma auszugleichen. Dies ist meines Erachtens unlogisch und entspricht nicht der naturwissenschaftlichen Erkenntnis. Denn dann müssten ja alle Katzen als Mäuse wiedergeboren werden, um das Verbrechen an ihnen zu sühnen, und diese Mäuse müssten dann als Pflanzen oder Würmer reinkarnieren. Die Evolution wäre damit rückläufig. Oder glauben die Rückführungstherapeuten etwa, es gäbe einen karmischen Unterschied, ob ich einen Artgenossen töte, ein Lebewesen in meiner Nahrungskette erbeute oder Wale und Delfine für Forschungszwecke abschlachte? Mir persönlich leuchtet die streng physikalische Erklärung des

Algorithmus eines Organisationsfeldes, das sich schlicht materiell niederschlägt und mit Informationen anreichern kann, am ehesten ein. Sicherlich entscheidet die Absicht darüber, wie eine Tat, ein Gedanke, ein Verhalten zu bewerten ist, aber wer bewertet die Absicht?

Ich werde oft gefragt, ob das, was einem Menschen durch den Kopf geht, nicht einfach nur Fantasie sei. Meist ist es das nicht. Man kann Fantasie von Erlebtem durch zwei Kriterien relativ sicher voneinander unterscheiden:

→ *Authentizitätsempfinden*: Fantasie besteht nur aus sehr geringen Datenmengen und hinterlässt kein starkes Gefühl von Echtheit. Real Erlebtes hingegen umfasst viel mehr Informationen, sodass hier bei einer Erinnerung der Körper angesteuert wird. Es fühlt sich subjektiv wesentlich echter an als Fantasie und kann auch deutliche körperliche Reaktionen (Weinen, Husten, Würgen, Schmerzen) hervorrufen.

→ *Erinnerbarkeit*: Erlebtes hat eine unendlich hohe Datentiefe (Bitrate), und man kann sich daher auch nach Jahren noch präzise daran erinnern und dadurch weitere Details zutage fördern (die wiederum körperliche Reaktionen auslösen können). Fantasie hingegen verblasst zunehmend, weil die Daten überlagert werden.

Allerdings gibt es auch sogenannte Hilfsfantasien, die zwar formal genau dem Erlebten entsprechen, aber inhaltlich davon abweichen. Diesen Effekt kennen Sie aus dem Kino, wenn Sie etwa aufgrund der Handlung zu weinen beginnen. Sie selbst haben zwar sicher nicht die gezeigte Handlung erlebt, aber etwas Entsprechendes, sodass Sie die Situation nachempfinden können. Das Gezeigte tritt mit Ihren erlebten Erinnerungen in Resonanz, *Trigger* oder *Auslöser* nennt man das.

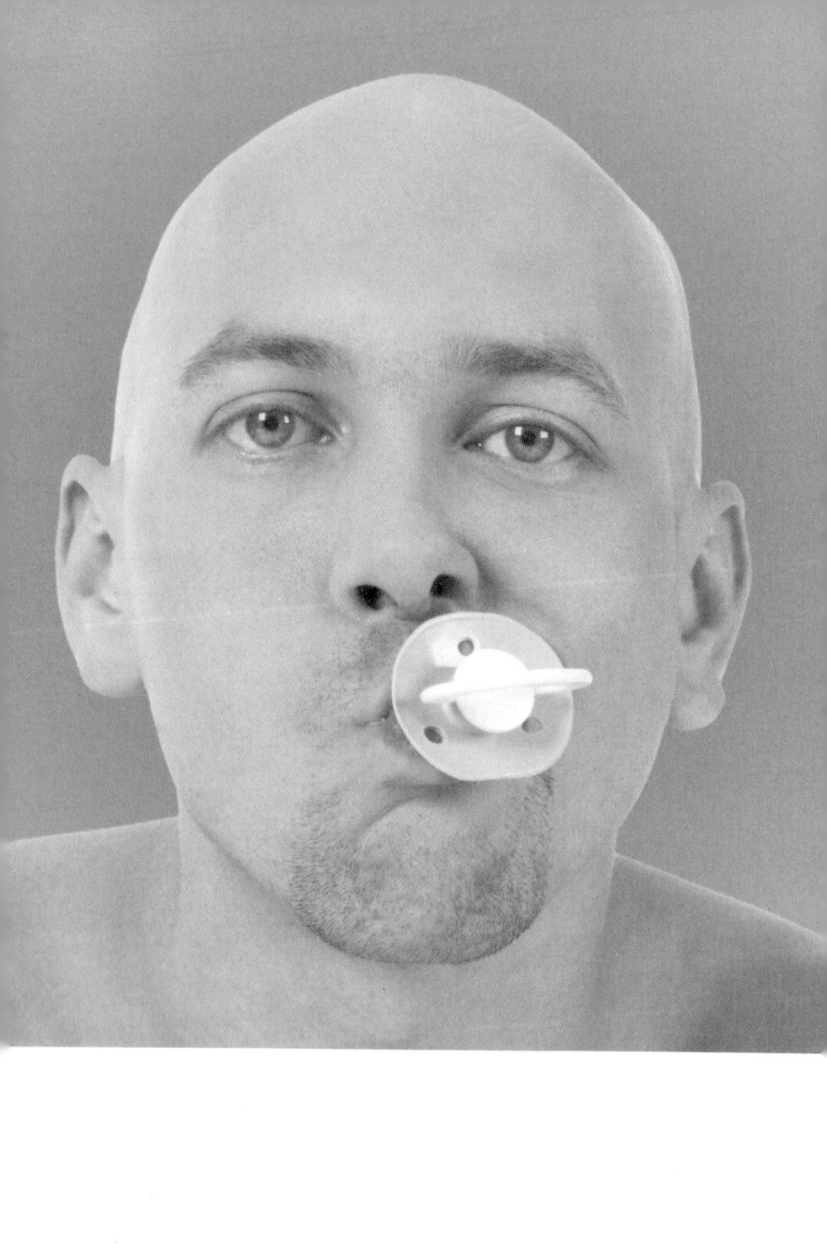

Erlernte Reiz-Reaktions-Paare

Wie zuvor dargestellt, dürfte klar sein, warum unsere Verhaltensweisen und Störungen zwar erst später im Leben auftauchen, dass aber die *Programme* dazu bereits in der Kindheit geschrieben werden. Beispielsweise werden „orale Stimulation" und „Mutterliebe" während des Stillens und danach so lang verknüpft, bis das Kind tatsächlich glaubt, ein Schnuller im Mund würde beruhigen. Womöglich haben manche Menschen daher bis zum Lebensende das Gefühl, bei Stress durch Einsamkeit oder Hilflosigkeit etwas essen zu müssen – selbst wenn der Körper bereits übergewichtig ist. Ein erlerntes, scheinbar funktionierendes Programm läuft so lange, bis es ersetzt wird. Eine Wespe oder Biene braucht uns nur einmal zu stechen, und schon wedeln überbesorgte Eltern aufgeregt rufend mit einer Zeitung herum, um das nichts ahnende Kind zu warnen. So werden wir bereits beim Anblick einer völlig harmlosen gelb-schwarzen Schwebfliege oder Hummel ängstlich. Das sogenannte „Fremdeln" bei Babys, die beim Anblick eines bärtigen Mannes anfangen zu weinen, lässt sich oft darauf zurückführen, dass der Bart an den Mundschutz der Geburtshelfer erinnert. Wenn dann also Wochen später ein bärtiges Gesicht auftaucht, befürchtet das Baby erneut nachgeburtliche Untersuchungen mit schmerzhaften Blutentnahmen und unangenehmen Prozeduren.

Vor wenigen Tagen erzählte mir ein Klient, er sei mit seinem jungen, aber durchaus schon recht großen Hund an einer Kuhweide vorbeigegangen. Neugierig näherte sich eine Kuh. Nase an Nase begannen die Tiere sich zu beschnuppern. Tragischerweise kam die Kuh dabei mit ihrem Schwanz an den Elektrozaun, bekam einen Schlag, der durch die feuchte Nase auch zu Sammy, dem Hund, geleitet wurde. Von diesem Tag an hatte Sammy eine fürchterliche Angst vor Kühen – nicht etwa vor Zäunen oder Elektrokabeln –, weil er meint, dass Kühe elektrische Schläge austeilen.

Um solche und ähnliche Zusammenhänge geht es in diesem Buch! Wenn man weiß, wie die Angst zustande kam, hat man auch eine Chance, sie von der Ursache her aufzulösen. Aber

dieses Wissen haben wir in der Regel nicht. Wir glauben immer, wir hätten Angst vor Fremden, Einbrechern, Schlangen,
Spinnen, Gewittern oder dem Chef. In Wahrheit geht es um
etwas ganz anderes! Es geht um das, was Sie am meisten ge-
stresst hat in einer Zeit, in der Sie weder Zeitempfinden noch
rationales Reflexionsvermögen hatten. Ich meine die ersten
36 Monate ab Zeugung! In dieser Zeit verfügt der Mensch
über keinerlei rationales und zeitliches Erfassungsvermögen.
Weder Zukunft noch Vergangenheit fließen in die Orientierung des Kindes mit ein. Begriffe wie morgen, gleich oder
vorhin sind noch bedeutungslos. Bis sich die zeitliche Wahrnehmung entwickelt, werden beispielsweise auch momenta-
ne Gefahren als absolut und andauernd empfunden. Emoti-
onales Erleben wird stets als Gegenwart eingeordnet. Was es
nicht wahrnimmt, existiert für das Kind nicht. Untermauert
wird diese Beobachtung durch die Forschung verschiedener Entwicklungstheoretiker. Einer der bekanntesten ist der
Schweizer Psychologe *Jean Piaget* (1896 – 1980), der ein Pio-
nier in der Entwicklungspsychologie war. In seinem Modell
der kognitiven Entwicklung beschreibt er, dass ein Kind vor
dem zweiten Lebensjahr (ab Geburt) noch nicht in der Lage
ist, Gegenstände außerhalb seines Sichtfeldes zu vermuten.
Es hat keine sogenannte Objektpermanenz, das bedeutet: aus
den Augen, aus dem Sinn.

Im Umkehrschluss heißt das aber auch: Was erlebt wird,
ist permanent präsent. Ein Kind hat kein teleologisches (zeitlich nach vorn gerichtetes und absichtlich aufrufbares) Bewusstsein. Das gesamte Erleben wird im Unterbewusstsein
abgespeichert. Deshalb werden genau in dieser Zeit unterbewusste Verhaltensmuster aufgrund von Erlebnissen und
Erfahrungen gebildet, die ein Leben lang aufrechterhalten
bleiben. Ein Kleinkind nimmt seine Umwelt rein emotional

wahr – nicht rational. Da Gefühle stets als gegenwärtig empfunden werden, glaubt das Kind, seine Erlebnisse seien ewig –
es kennt noch keine Zukunft, kein Vergehen, kein Abwar-
ten. Deshalb weinen Kinder auch oftmals so herzzerreißend,
wenn ihnen etwas Angst macht oder wehtut. Sie glauben, dieser Zustand würde ewig bestehen bleiben.

Macht ein Kind innerhalb dieser drei Jahre traumatische
Erfahrungen – dazu gehören Schwangerschafts- und Ge-
burtskomplikationen ebenso wie frühkindliche Krankenhaus-
aufenthalte oder Schmerzen –, so bildet sich hierdurch beim
Kind eine besonders hohe Sensibilität für potenzielle Gefah-
rensituationen heraus. Hier liegt der Ursprung von Traumatisierungen. Nicht später! Die Wochen um die Geburt herum
scheinen ein Zeitraum zu sein, in welchem die Schwelle für
empfundene Lebensgefahr am niedrigsten ist. Die Sensitivi-
tät für Traumatisierungen ist folglich am höchsten.

Gefahren oder schlechte Nachrichten haben deshalb gene-
rell in unserer Wahrnehmung einen höheren Stellenwert als
gute Nachrichten, weil ein Mensch ohne Positivmeldungen zumindest überleben kann – in Gefahr ist dies jedoch fraglich. Bis
ins dritte Lebensjahr hinein verfügt ein Kind noch nicht über
die kognitiven Fähigkeiten, die uns Menschen erfolgreich Erlebtes verarbeiten lassen, aber dennoch – und das ist das Tragi-
sche – merkt sich das kindliche Gehirn alles, was es erlebt, und
es vergisst nichts – schon gar nicht Angst machende Dinge.

Bereits in der dritten Schwangerschaftswoche – zu dieser
Zeit weiß eine Mutter meist noch gar nicht, dass sie schwanger ist – beginnt das Herz des Embryos zu schlagen, und die
ersten Nervenzellen entwickeln sich. Mit den Nervenzellen
sind wir in der Lage, chemische Unterschiede aus dem mütterlichen Blut in unserer Umgebung zu registrieren. Allerdings gibt es in der Gebärmutter noch nicht allzu viele spürba-

re Unterschiede – es ist für den Follikel immer einigermaßen gleich warm und gleich dunkel. Doch ab diesem Zeitpunkt ist der kleine Zellknubbel, der zweieinhalb Wochen später unser Nervenzentrum ist, bereits in der Lage zu spüren, ob sich Stresshormone, Glückshormone, Schlafhormone oder etwa Drogen in seiner Umgebung befinden. Das Kind tritt in Interaktion mit dem mütterlichen Körper. Es beginnt – im weitesten Sinne – zu denken. Nach weiteren sechs Wochen etwa nennt man diesen kleinen Haufen von Nervenzellen, der sich stetig weiterentwickelt, bereits Gehirn.

Im Alter von etwa fünf Monaten bekommt das Kind sogar eine ganz genaue Vorstellung davon, ob es im Bauch willkommen oder ungewollt ist. Es braucht sich lediglich beim mütterlichen Organismus bemerkbar zu machen, beispielsweise indem es sich herumdreht oder von innen gegen die Bauchdecke der Mutter tritt. Das tut es ab diesem Zeitraum gewöhnlich und bekommt darauf die Antwort seiner Mutter in Form von Neurotransmittern, die durch die Nabelschnur direkt zum embryonalen Gehirn „rasen" und ihm die gleichen Gefühle ermöglichen, die seine Mutter empfindet. Entweder sie freut sich, ihr Kind zu spüren, dann bekommt dieses einen Endorphinstoß, der als Glücksgefühl wahrgenommen wird, oder sie ist verzweifelt, weil sie gar kein Kind will, dann spürt der Embryo einen Adrenalinstoß. Dieses Stresshormon wird von einem Ungeborenen fast wie ein Stromschlag empfunden. Wenn das Kind diese Erfahrung ein paar Mal gemacht hat, schlussfolgert es, dass es offenbar eine ganz schlechte Idee ist, sich allzu deutlich bemerkbar zu machen. Die Wirkung von Stresshormonen ist im Gegensatz zu Reizen nicht subjektiv interpretierbar und wird daher vom Embryo als absolut wahrgenommen! Folglich findet man hier die Ursache aller stressbedingten Symptome.

Stress

Stress ist die Grundvoraussetzung für Angst. Stress ist eigentlich die Ursache aller psychosomatischen Krankheiten und Verhaltensstörungen. Stress entscheidet darüber, ob Schokolade dick macht oder schlank. Stressbedingte Säure verhindert die Wundheilung und ist für vorzeitige Schwangerschaftsabbrüche verantwortlich.

Stress ist das negative Vorzeichen, das aus einer harmlosen Speise wie Käse oder Spinat ein krank machendes Übel werden lässt.

Die meisten Menschen verstehen unter Stress allerdings Gereiztheit, Wut oder Ärger. Doch das sind nur einige der wahrnehmbaren Auswirkungen von Stress. Oftmals ist man sich seines Stresslevels genauso wenig bewusst, wie des Gefühls seiner Füße in den Schuhen, wenn man am Schreibtisch sitzt. Nur weil Ihnen Stress nicht bewusst ist, heißt das aber noch lang nicht, dass Ihr Körper nicht voller blockierender Botenstoffe ist.

Wir unterscheiden zwischen akutem Stress, beispielsweise bei einem Knall hinter uns, einer heißen Herdplatte, die wir anfassen, oder bei einem Insektenstich, und chronischem Stress. Dieser kann eine mittlere Phasendauer haben, sich also eine Weile halten, bevor er wieder verschwindet. Hier spielt mit hinein, wie wir die Situation interpretieren. Wenn beispielsweise ein geliebtes Haustier verstirbt, wenn wir einen Autounfall mit Blechschaden verursachen oder der Partner fremdgegangen ist, kann sich der Stress über Tage in Wellen halten.

Es gibt aber auch chronischen Stress, der länger, ja fast lebenslang andauert, wenn er durch Schuld-, Minderwertigkeits-, Scham- oder Bevormundungsgefühle ausgelöst wird.

Wir können zwar unsere Wahrnehmung zwischendurch auf etwas anderes richten, uns mit Fernsehen oder Liebesromanen abzulenken versuchen, können uns in die Arbeit stürzen oder verreisen. Doch sobald die Ablenkung nicht mehr funktioniert, werden wieder Stresshormone ausgeschüttet. Wir können uns an dieses Dauerfeuer der blockierenden Hormone sogar in gewissen Toleranzen anpassen, so wie jemand, der neben einer Autobahn oder Kirche wohnt, den dadurch verursachten Lärm nach einer Weile nicht mehr bewusst wahrnimmt, weil er seine Reizschwelle heraufgesetzt hat. Bekommt dieser Mensch Besuch von jemandem aus einer ruhigeren Wohngegend, wird er wegen des Glockenläutens oder des Motorlärms deutlich zeigen, dass er den Stress zwar erfolgreich verdrängt hatte, dieser jedoch nicht verschwunden war. Wenn Sie ein Leben lang zu feste oder zu enge Schuhe tragen – und die meisten von uns tun dies –, dann deformieren Sie damit Ihre Zehen. Sie weichen Ihre Hornhaut auf und degenerieren die Fußmuskulatur. Sie spüren dies meist erst dann, wenn im Alter Ihr Gang unsicher wird oder wenn Sie einmal versuchen, barfuß über Kieselsteine zu laufen. Folglich: Nur weil wir Stress nicht spüren, ist er damit noch lang nicht verschwunden, vielmehr wirkt sein blockierendes Werk im Verborgenen weiter.

Über die Ausschüttung von Stresshormonen lässt sich vereinfacht sagen:

Stress entsteht, wenn die Erwartungen
nicht mit dem Erlebten übereinstimmen.

Das Gehirn sendet und empfängt permanent Millionen elektromagnetischer Wellen und vergleicht das Empfangene mit dem Gesendeten. Jede Dissonanz wird als Stresssignal interpretiert. Sie kennen dieses physikalische Phänomen aus der Harmonielehre: Wenn zwei Töne nicht in ihrem Frequenzbereich im Einklang sind und sich auch nur minimal unterscheiden, dann empfinden wir einen Missklang. Wenn in einem Chor auch nur einer falsch singt, fällt das auf. Nach diesem Schema registriert das Gehirn Übereinstimmungen oder Unterschiede zur ausgesendeten Erwartung. Ähnlich wie eine Fledermaus mit ihrem Echolot genau herausfindet, wo sich ein Baum, eine Mauer oder ein Insekt befindet, so registriert Ihr Gehirn kleinste Abweichungen von dem, was Sie erwarten.

Beispiel: Wenn Sie ein Glas Wasser trinken wollen, dann erwarten Sie, dass das Wasser in Ihrem Glas wie gewohnt schmeckt. Ist das Wasser aber salzig, zu heiß oder sehr kalt, dann werden Stresshormone ausgeschüttet. Diese sind wie selbsterzeugte Stoppschilder, die Sie daran hindern sollen, einfach weiterzumachen, da etwas nicht dem entspricht, was Sie erwarten.

Angst soll vor weiterem Stress und damit vor Dingen und Situationen schützen, die Sie nicht wollen. Daher versuchen wir, zukünftige Ereignisse abzuschätzen (zu antizipieren) und sie auf ihre Gefährlichkeit zu überprüfen und zu bewerten. Angst ist somit selbst gemachter Stress, weil das, was Sie erleben, bereits im Kopf und nicht schon real abläuft.

Da dieser Zusammenhang für das gesamte Verständnis von Angst und ihre Auflösung so wichtig ist, seien hier einige Beispiele von Stresssituationen genannt:

❶ Wenn Sie dachten, Ihre Arbeitskollegin fände Sie sympathisch, dann aber erfahren, dass diese hinterrücks abfällig über Sie redet, dann haben Sie Stress. So kann es sein, dass

Sie bereits beim Gedanken an die Kollegin Angst (vor Mobbing) bekommen, selbst wenn Sie sich bei Ihnen bereits entschuldigt hat.

❷ Wenn Ihnen Ihr Partner oder Ihre Partnerin zum Geburtstag ein Buch schenkt, bei dem Sie sich allein schon durch den Titel beleidigt fühlen, dann entspricht die Realität nicht Ihren Erwartungen. Das erzeugt Stress, und wenn dieser nicht abgebaut wird, führt dies zu sehr schlechter Laune.

❸ Wenn Sie sich um Ihre beste Freundin kümmern, die sich gerade von ihrem Partner getrennt hat und sich deswegen seit Wochen zu jeder Tages- und Nachtzeit bei Ihnen ausheult, dann aber eines Tages mit Ihrem besten Freund durchbrennt, dann ist das, was Sie erleben, nicht deckungsgleich mit dem, was Sie real erleben wollen.

Weil in solchen Situationen Stresshormone ausgeschüttet werden und zudem Serotonin verbraucht wird, versuchen wir, solche Umstände möglichst zu vermeiden. Serotonin ist ein Botenstoff, der gebraucht wird, um Nervenreize zu übertragen. Er befähigt das Gehirn, sich auf Neues einzustellen. Fehlt Serotonin, empfinden wir das als Antriebshemmung. Depressive Verstimmung nennt das der Arzt und verschreibt Ihnen einen Serotonin-Wiederaufnahme-Hemmer, damit dieser Botenstoff länger im Blut bleibt.

Damit uns solche Frusterlebnisse nicht zu sehr enttäuschen, entwickeln wir einen sogenannten *Zweckpessimismus*. „Ach, es regnet doch sowieso wieder, wenn ich spazieren gehe", „Mein Geschenk gefällt dir wahrscheinlich gar nicht", „Du wirst mich eines Tages bestimmt verlassen!" – das sind solche Beschwörungsformeln, mit denen man sich auf ein Negativverlebnis einzustellen versucht, damit es nicht so wehtut, wenn es tatsächlich dazu kommt. Pessimisten sind Menschen mit Angst.

Ein großes Problem ist dabei, dass man insgeheim hofft, die Befürchtung möge nicht wahr werden. Man erwartet also letzten Endes doch (aber eben unterbewusst), dass die Sonne scheint, dass das Geschenk gefällt, dass alles gut wird usw. Deswegen sehen Zweckpessimisten auch selten glücklich aus, was sie aber eigentlich sein müssten, da die Welt doch immer so viel besser und schöner ist, als sie erwartet hatten. Sie *tun nur so*, als erwarteten Sie nichts oder etwas Negatives. Dieser Selbstbetrug kann sich über die Jahre hinweg auch im Gesicht abzeichnen: Traurigkeit, Frustration und Misstrauen, Pessimismus sieht man einem Menschen an seinen Gesichtsfalten, den Augen und Mundwinkeln an.

Doch auch einen Zweckpessimismus verliert man, sobald man herausgefunden hat, warum man eigentlich diese Angst vor Enttäuschung hat bzw. hatte, worauf wir später noch zurückkommen. Wenn aus dem Gesichtsausdruck diese negativen Züge verschwinden, begegnet man Ihnen auch wieder freundlich. Ich erlebe in meiner Praxis fast täglich, dass Menschen, nachdem sie endlich ihre Kindheitstraumen aufgelöst haben, in den Folgetagen nur noch Komplimente wegen ihrer positiven Ausstrahlung bekommen.

Stress ausweichen und stressfrei sein

Es gibt noch weitere Möglichkeiten, wie sich Stress und Widerstand vermeiden lassen; drei Strategien habe ich in meinen Büchern „Abnehmen ist leichter als Zunehmen" und „Zielen – loslassen – erreichen!" beschrieben, möchte dies hier aber noch einmal ausführen:

Kein Mensch schätzt es, wenn andere ihn daran hindern wollen, sich und seine Pläne zu verwirklichen. Eine subjektiv empfundene oder auch objektive Erfahrung, machtlos zu sein, lässt die Psyche nicht zur Entfaltung kommen. Es ist das Letzte, was sie hinnimmt. Für das Gefühl der Selbstbestimmung nehmen Menschen sogar körperliche Einbußen auf sich.

Wir haben keine Wahl, auf eine Grenze zu reagieren oder nicht – wir müssen darauf reagieren! Hierzu haben wir mehrere Möglichkeiten und unterschiedliche Dosierungen zur Auswahl.

❶ Defensive (Rückzug)
❷ Offensive (Jähzorn)
❸ Akzeptanz (Verständnis)

Zu den Rückzugstaktiken gehören Depression, Introversion, Anpassung oder einfach Feigheit. Man bewegt sich nur noch im vorhandenen Freiraum und vermeidet damit, an die empfundene Grenze zu stoßen. Emotionale Erpressung, also das Zurschaustellen der eigenen Verletztheit, ist ein oft benutztes Mittel, um seine Mitmenschen nicht näher an sich heranzulassen. Wer so tut, als sei er ein *armes Schwein*, hofft insgeheim, dass man von ihm ablässt.

Die Offensive ist ebenfalls eine Angststrategie, deren Eskalation allerdings nicht in die Selbstaufgabe mündet, sondern in die totale Vernichtung anderer. „Auge um Auge, Zahn um Zahn" ist eine Denkweise der Offensive. Ebenso das biblische Konzept von Schuld und Sühne beziehungsweise Tat und Strafe. Sie bezeichnen emotionale Strategien, welche die Grenzen nicht aufheben, sondern sie lediglich verschieben oder unspürbar machen sollen. Diese Möglichkeiten sind es, die von Menschen angewendet werden, die diese Zusammenhänge noch nicht reflektiert haben. Sich über seine Motive unklar zu sein, sich hilflos zu fühlen, sich zurückzuziehen oder zu trotzen, sind Mechanismen, die von Religionen angewendet werden, um Menschen zu unterdrücken oder sie einzuschüchtern. Beide Möglichkeiten erhalten und festigen Grenzen bzw. den Status der Machtlosigkeit. Trotz ist eine weitverbreitete Variante der Angst, die oft als vermeintliche Stärke und Willenskraft interpretiert wird. Ein trotziger Mensch entscheidet nicht – er reagiert lediglich und ist somit eine Marionette in der Hand seines Manipulators. Ein trotziger Mensch glaubt, mit seinem Trotz könne er seine Freiheit verteidigen, doch wer sich verteidigt, bezieht sich automatisch auf den Angreifer. Wer jedoch seine Freiheit verschenkt, *bleibt frei*. Wer sich auf etwas prüfend einlässt, kann dann immer noch entscheiden, wie er mit der jeweiligen Situation umgeht.

Daher empfehle ich den trotzgesteuerten Menschen: Wenn Sie wirklich frei sein wollen, überlegen Sie sich zunächst, wem Sie ursprünglich trotzen wollten, es wird einer der *üblichen Verdächtigen* aus frühester Kindheit sein (Vater, Mutter, Geburtshelfer, Geschwister etc.). Schauen Sie dann, welchen Vorteil eine Trotzreaktion bringt und welche Konsequenzen Sie dafür zu tragen haben, und schon verschwindet der Trotz zugunsten einer Strategie. Dies ist eine reife Form des Umganges mit Erwartungsdruck, mit dem Sie Ihre eigenen Ziele wirklich erreichen. Prüfen Sie für sich:

Sind Sie Vermeider oder Erreicher?

Was machen Sie, wenn Sie an Ihre Grenzen stoßen? Treten Sie den Rückzug an, schmollen und zeigen Sie allen, wie ungerecht die böse Welt ist? Das ist eine Strategie, die bei den sogenannten Wasserzeichen, den Fische-, Krebs- und Skorpion-Persönlichkeiten vorherrscht (solange sie nicht total überreizt sind). Gehen Sie mit hochgekrempelten Ärmeln auf die

Grenze zu, und testen Sie deren Haltbarkeit? Das entspricht den Feuerzeichen Widder, Löwe und Schütze. Ausprobieren, bis es kracht, und dann weitergehen.

Oder bleiben Sie am Ball und lassen nicht locker, bis Sie Ihre Herzenswünsche im Einklang mit der Mitwelt verwirklicht haben? Das kommt eher selten vor und entspricht der dritten Strategie, die einem Kind nicht möglich ist, denn hierfür braucht man eine hohe Empathiekompetenz. Das ist eine reife Fähigkeit, sich in die Motive des anderen hineinzudenken und sich konfliktfrei anzupassen.

Hand aufs Herz: Die meisten von uns tendieren zur Vermeidung. Wir haben gelernt, bei einer befürchteten Einschränkung unserer Entfaltung zu kapitulieren und den Rückzug anzutreten. Das in unserer Gesellschaft vorherrschende erzieherische Stilmittel ist dabei noch immer, das Verhalten durch negative Sanktionen (Kritik, Belehrung, Strafe) anzupassen. Oft scheint es, als könnten Grenzen nicht verschoben werden, sodass wir den Umgang damit gar nicht erlernen können. Wir ziehen uns zurück, um die mit der Einschränkung erlittenen Verletzungen nicht noch einmal erleiden zu müssen. Damit weichen wir der Grenze zwar aus, haben aber zugleich unsere primäre Absicht aufgegeben. Meist verhält sich der betroffene Proband betont defensiv und stellt seine Verletzung auffällig zur Schau. Dies kann als emotionale Erpressung bezeichnet werden, da sich jedes soziale Verhalten an einen Adressaten richtet. Selbst wenn der Adressat nur noch in einer unterbewussten Erinnerung existiert oder vielleicht schon gestorben ist – irgendjemand soll schließlich „wissen", wie es uns geht, während wir unseren Heiligenschein polieren. Oft endet so ein extremes Verhalten sogar im Suizid.

Tatsächlich nehmen Menschen für das Gefühl der Entscheidungsfreiheit körperliche Einbußen bis hin zur Selbsttötung in Kauf. Die Motivation eines Selbstmörders ist nicht, die schöne Welt von sich zu bereinigen, sondern immer eine verzweifelte Rückzugsreaktion wegen einer als aussichtslos und unverschiebbar empfundenen Grenze. Somit verhindert die Psyche die ultimative Erfahrung, machtlos zu sein, indem sie weiteren Einschränkungen zuvorkommt. Wer sich selbst tötet, tut das immer, um seine Macht zu erhalten, um sein Leben kontrollieren zu können. Es klingt paradox, aber man tötet sich, um dies anderen vorwegzunehmen und zusätzlich zu zeigen, wie sehr man sich eingeschränkt fühlt. Hierzu gehören auch Motive wie Rache, endlich Ruhe haben wollen, Hoffnungslosigkeit vermeiden und anderes.

Natürlich ist ein Mensch, der selbstmordgefährdet ist, verzweifelt und mit seinen Nerven am Ende. Aber das macht ihn weder zum Unschuldslamm noch zum Opfer, sondern zum verantwortungslosen Täter (d.h. er ist für seine Tat voll verantwortlich, aber sich dessen nicht bewusst).

Die Fähigkeit, seine Wünsche, Pläne und Absichten zu verwirklichen, sie zu sichern und das Erreichte zu bewahren, das wünschen sich alle Menschen von Geburt an – wir können gar nicht anders. Deswegen reagieren wir auch empfindlich auf Einschränkungen und Rückschritte. Menschen, welche ihre Grenzen umgehen oder sie vermeiden möchten, zeigen häufig Symptome wie autoaggressive Krankheiten, chronische Störungen, Allergien, Rauchen, Übergewicht und Drogenmissbrauch.

Wir können aber auch unsere Energien bündeln und versuchen, ganz offensiv eine Grenze einzureißen – das rächt sich aber meist und führt im Extremfall zur totalen Vernichtung.

Offensiv ist jemand, der versucht, seine empfundenen Grenzen taktisch auszuweiten. Ein solches Verhalten finden wir beispielsweise bei vielen totalitären Herrschern, bei Straftätern sowie bei allen Menschen, die uns einschüchtern wollen. Die Waffenindustrie lebt davon, dass Menschen auf „Ich zahl's dir heim" gepolt werden. Wütende Menschen fühlen sich unterdrückt, machtlos und hilflos und versuchen, durch Jähzorn ihre Beschränkungen zu überwinden. Wer aus diesem Denken nicht herauskommt, zahlt jeden Preis für den Kampf, weil er es sich nicht anders vorstellen kann, einen Konflikt zu beenden. Aber so wie man Feuer nicht mit Feuer bekämpfen kann, wird auch ein Konflikt niemals mit Gewalt beendet. Ein cholerischer Mensch zeigt mit seinem Getobe nur, wie sehr er unter Minderwertigkeitsgefühlen leidet und dass er sich dominiert oder eingeschränkt fühlt. Mit diesem Wissen können Sie cholerischen Menschen künftig gefasster und gelassener begegnen.

Die Offensive der Wüteriche und Polterer ist meines Erachtens keine Strategie, die nachhaltig erfolgreich ist. Widerstände offensiv und mit Gewalt zu beseitigen oder zu überwinden, ist keine Vermeidungshaltung. Was passiert, wenn ein Despot durch Krankheit oder Kontrollverlust geschwächt ist und seine Kontrolle nicht ausüben kann? Damit würde er der Rache seiner Opfer Tür und Tor öffnen. Ein Straftäter, dem es nicht gelingt, seine Situation unter Kontrolle zu halten, den hindert die Justiz daran, weiter Straftaten zu begehen und sperrt ihn von der Gesellschaft weg. Nach dem Motto: „Ist die Katze aus dem Haus, tanzen die Mäuse auf dem Tisch", kann sich auch ein Mensch, der durch strukturelle Gewalt Kontrolle und Druck auszuüben versucht, nicht darauf verlassen, dass alle nach seiner Pfeife tanzen, vor allem dann nicht, wenn er einmal schwach oder krank ist.

Julius Cäsar, ein Despot, der mit Druck herrschte, wurde in einem schwachen Moment mit 34 Messerstichen getötet– sogar sein Sohn Brutus war daran beteiligt, wie uns die Überlieferung erzählt. Kontrolle ist gut – Vertrauen ist besser, denn der Algorithmus der Psyche will nicht die Absicht eines anderen verwirklichen, sondern seine eigene! Wer uns mit Druck seine Absichten aufzwingt, muss damit rechnen, dass er auf Widerstand stößt.

Dennoch versuchen viele Menschen mit Führungsaufgaben immer noch, andere einzuschüchtern. Dabei weiß jeder, dass Druck Gegendruck erzeugt und damit kein an Lösungen orientiertes Verhalten und kongruentes Miteinander möglich ist. Angst zu erzeugen ist derzeit das gängigste Konzept, um seine Absichten durchzusetzen. Das gelingt aber nicht ohne Widerstand. Wenn Sie jemandem aus Angst, Sie könnten dominiert werden, erniedrigen, dann wird er Sie ganz sicher sabotieren, und zwar wenn Sie nicht damit rechnen. „Druck" als Methode zur Verhaltenskontrolle verlangt sehr viel Energie. Wenn Sie hingegen jemanden motivieren, ihm Sinn in seiner Aufgabe geben, wenn Sie für ihn eine Quelle des Vertrauens und der Anerkennung sind, dann erzeugen Sie damit einen „Sog", man folgt Ihnen!

Falls Sie selbst einmal unter Druck gesetzt werden, gibt es für Sie nur den einen Ausweg: Einem Menschen, der Sie einschüchtern, also bedrohen, anschreien oder mobben will, gestehen Sie einfach den geforderten Freiraum zu. Geben Sie nach. Wenn dies bewusst und absichtlich geschieht, schränkt das Ihre Freiheit nicht ein, sondern stellt die einzige Möglichkeit dar, wie man mit von außen gesetzten Grenzen konfliktfrei umgehen kann, nämlich sie zu akzeptieren und damit zu integrieren und damit auch keinen Gegendruck zu erzeugen. So wird die Beschränkung nicht länger so wahrgenommen, als seien Sie machtlos, sondern als freie Entscheidung. Sie „akzeptieren" die Grenze, wohl wissend, und können diese somit von innen heraus verschieben. Das hat den großen Vorteil, dass Sie Ihren Kopf nicht mit „Scharmützeln" blockieren, sondern ihn für Ihre wirklichen Wünsche frei haben. Wenn Sie dann herausfinden, was Ihr Gegenüber tatsächlich mit seinem Verhalten bezwecken will, und ihm dabei auch noch behilflich sind, sind Sie ein Virtuose der Akzeptanz.

Konkret: Wenn Sie jemand bedroht, bleiben Sie ruhig, ernsthaft, behalten Sie einen offenen und neutralen Gesichtsausdruck und eine ruhige Stimme. Wenn Sie sich angegriffen fühlen, bekommen Sie dafür vom Gegenüber genauso wenig Respekt wie wenn Sie ihm zurückdrohen. In beiden Fällen könnte man Ihre Waffen einschätzen, und Sie hätten verloren. Nur wenn Sie Ihre Fassung und Größe bewahren und Ihrem Mitmenschen somit Respekt entgegenbringen, erscheinen Sie für denjenigen ebenfalls respektabel und damit wertvoll. Sie denken vielleicht: Denjenigen möchte ich sehen, der bei einer Bedrohung *cool* bleibt. Doch hysterisch herumschreien oder böse gucken löst das Problem nicht, mehr noch, es lässt eine solche Situation meist entgleisen. Sobald man diesen Zusammenhang emotional verinnerlicht hat, fällt es einem leichter, diese Gelassenheit wie ein Programm abzurufen.

Den Sinn einer Grenze zu erkennen und zu akzeptieren, um diese dann strategisch zu verschieben, ist wahre Größe. Dafür braucht man etwas, das Sie als Kind noch nicht hatten: Reife, Kommunikationsfähigkeit und Empathie (das Hineindenken in die Gefühle des anderen). Die beiden letzten Eigenschaften sind Voraussetzungen für Diplomatie, die man als Erwachsener entwickelt. Diplomatie ist die Fähigkeit, sich in die Bedürfnisse und Absichten eines anderen hineinzuversetzen, sodass man das übergeordnete gemeinsame Ziel erkennt und es mit den vorhandenen Möglichkeiten widerstandslos ansteuern kann.

Das Geheimnis des leeren Topfes

Der große Vorteil dieser Strategie ist nicht nur, dass Ihre Mitmenschen die Grenzen zurücknehmen, sondern dass Sie als respekt- und vertrauensvoll wahrgenommen und somit sogar als Bereicherung empfunden werden. Die Grenzen werden gar nicht erst wieder aufgebaut, sondern man will den Kontakt zu Ihnen aufrechterhalten. Dazu habe ich folgende soziologische Grundregel formuliert:

In einem Sozialkontakt wird stets entschieden,
ob Ihre Anwesenheit oder der Gedanke an Sie bereichert oder
belastet. Belasten Sie, wird man den Kontakt bald beenden,
bereichern Sie, folgt man Ihnen dankbar.
Bereichern oder belasten Sie?

Niemand kommt um die Antwort herum! Wir können nicht anders, als ständig abzuwägen, ob der Kontakt emotional angenehm ist oder nicht. Ein Sozialkontakt ist nur so lange neutral, wie keine Erwartungen auftreten, die spürbare Re- oder Dissonanzen erzeugen. Begegnen Sie einem x-beliebigen Menschen in einer Fußgängerzone, im Bus oder im Wartezimmer, sind Sie so lange neutral eingestellt, bis Sie ihn näher „abgescannt", also wahrgenommen und bewertet haben. Sobald Sie etwas mehr mit dem Mitmenschen zu tun haben, treten Sie in Resonanz, entweder negativ oder positiv. Wie oben bereits angesprochen, ist das Gehirn ein Frequenzgenerator, der permanent mit seiner Aktivität wie eine Fledermaus mit ihrem Echolot „scannt", welche Wellen zurückkommen. Und wehe, Ihr Gegenüber empfindet eine Dissonanz, dann wird er, wenn sich das nicht ändert, bei nächstmöglicher Gelegenheit den Kontakt abbrechen. Höflichkeit, Stärke, Unterlegenheits- oder Schuldgefühle bei einem Menschen ermöglichen, dass er sich trotz Negativresonanz zunächst freundlich verhält und mitspielt. Verliert er aber seine Schuldgefühle oder seine Stärke, wendet er sich ab.

Das bedeutet, dass Sie sich mit der dritten Strategie, dem Verständnis, auf Ihr Gegenüber einstellen, das es Ihnen sogar dankt.

Stellen Sie sich vor, zwischen zwei Menschen stünde ein leerer Topf. Auf dem steht „Serotonin" bzw. „Anerkennung", „Interesse", „Respekt", „Bejahung". Auf der einen Seite steht also ein Mensch, der vom anderen fordert, dass der Topf gefüllt wird. Ein Kind etwa sagt zu den Eltern: „Ich habe eine gute Schulnote, mein Zimmer aufgeräumt, mir die Ohren gewaschen und bin ohne Protest ins Bett gegangen! Also tut mal etwas in den Topf! Gebt mir Anerkennung!" Auf der anderen Seite stehen die Eltern, die zum Kind sagen: „Ich habe dir neue Turnschuhe gekauft, dich lange fernsehen lassen, deine Spielsachen aufgeräumt und dir deine Lieblingspizza gebacken. Tu du mal was in den Topf!"

Das große Problem ist, dass man Anerkennung, Resonanz und Respekt nicht einfordern kann. Sie geschieht nur in echter, authentischer Übereinstimmung. Wenn ich will, dass mir jemand sagt, ich sei ein toller Typ, und er sagt das tonlos und ohne innere Beteiligung, dann ist die Aussage wertlos. Sie können die Übereinstimmung zwischen dem, was Sie erwarten, und dem, was Sie erleben, nicht fordern, erpressen oder mit Disziplin, Lüge und falscher Höflichkeit bekommen. Es muss aus Überzeugung und ungeheuchelt geschehen! Es ist nicht etwa eine einzelne Gehirnwelle, die ausgesendet und deren Resonanz überprüft wird, sondern Millionen Wellen sind daran gleichzeitig beteiligt. Man kann Sie nicht belügen! Kompliziert ist dabei, dass der Empfänger den Wert der „Währung" bestimmt und nicht der Sender. Wenn Ihre vierjährige Tochter ein Krikelkrakel-Bild von sich und Ihnen malt und sagt: „Schau mal, das bist du, und das bin ich!", dann hängen Sie das Bild entzückt mit einem Magneten an den Kühlschrank. Und da sie nun ohnehin davor stehen, öffnen Sie das Gefrierfach und sagen: „Schau mal, hier ist sogar noch ein Eis für dich!" Wenn die gleiche Tochter 15 Jahre später mit einem frisch gemalten Krikelkrakel-Bild zu Ihnen kommt und sagt: „Mama, krieg ich deinen Autoschlüssel? Ich will übers Wochenende mit meinem Freund nach Holland fahren", dann tippen Sie sich an die Stirn und sagen zu ihr: „Spinnst du?" Wenn die Tochter nun verdutzt dreinschaut und sich wundert, dass ihre Währung wertlos geworden ist, wird ihr schlagartig bewusst, was „Inflation" bedeutet.

Wenn Sie also einen Handel vorschlagen, ist es für den frustrationsfreien Ablauf enorm wichtig, dass Ihr Gegenüber voller Überzeugung *einschlägt* – und das leider auch auf der Gefühlsebene.

Ein Bekannter opferte einen halben Sonntag, um beim Auto seiner Frau einen Ölwechsel vorzunehmen und die Zündung einzustellen. Stolz und ölverschmiert präsentierte er dann seiner Liebsten den Wagen mit den Worten: „So, Schatz, der Motor schnurrt wie neu!", und erhoffte sich zumindest ein *Held-der-Arbeit-Küsschen* von seiner Frau, doch die gab ihm völlig verstimmt und nonverbal zu verstehen, dass sie keinerlei Sinn dafür hat, dass er lieber am Auto herumschraubt, statt den Sonntag mit ihr zu verbringen. Den Wert der Währung bestimmt eben der Empfänger, nicht der Sender.

Ein anderes Beispiel: Ihr 10-jähriges Kind will Ihnen imponieren und räumt freiwillig sein Kinderzimmer auf. Als es Ihnen endlich auffällt, lassen Sie sich zu einem zynischen: „Na, das wurde ja auch Zeit" hinreißen, anstatt – wie erwartet – das *liebste Kind der Welt* zu loben oder zumindest das gestrige Computerspielmoratorium aufzuheben.

Menschen sind immer sehr enttäuscht, wenn sie stundenlang Weihnachtsgeschenke zusammensuchen und dann für die Socken, Krawatten und das penetrante Parfüm nur ein höfliches: „Oh, das ist aber lieb! Dankeschön!" zu hören bekommen, ohne dass sich die Augen des Beschenkten weiten. Man kann den Topf nicht von anderen mit Druck befüllen lassen, man kann ihn nur selbst befüllen und dem anderen das geben, was er wirklich will.

Aber die Angst, dem anderen etwas zu geben und sich damit selbst zu erniedrigen, hindert einen Menschen oft daran, für andere bereichernd zu sein.

Dabei ist das so einfach. Jeder Mensch versucht, immer alles richtig zu machen. Niemand tut etwas, was er in dieser Sekunde für falsch hält. Weder ein Bankräuber noch ein Kinderschänder oder Tierquäler ist während der Tat davon überzeugt, dass es falsch ist, was er tut – sonst würde er es nicht tun. Dass es für andere falsch ist – daran besteht selten ein Zweifel, aber eben nicht für sich selbst in diesem Augenblick. Wenn Sie sich also in das Wertesystem des anderen hineindenken, dies aus der Sicht des anderen wertschätzen und es auch zum Ausdruck bringen, dann dankt man es Ihnen sofort – damit Sie nicht damit aufhören, den Topf zu füllen. Dies ist das Geheimnis des Friedens!

Ob das nun ein Elternteil, ein Geschwister, der Ex-Partner, Nachbar oder ein Arbeitskollege ist: Jeder, absolut jeder, wird es Ihnen danken, wenn Sie sein Wertesystem verstehen und damit konform gehen. Ihr Handeln muss natürlich authentisch sein. Sobald man merkt, dass Sie tricksen, gibt es *Krieg*. Einige denken nun vielleicht: „Ich will aber dem anderen kein Interesse und keine Anerkennung geben!" Nun, dann sollten Sie vom Gegenüber aber ebenso wenig erwarten. Die meisten Konfliktparteien wollen nicht verstehen, sie wollen verstanden werden, wollen nicht lieben, sondern geliebt werden. Und das geht immer nach hinten los. Ein jeder Bauer ist schlauer, denn er wartet nicht beleidigt, dass etwas wächst, sondern er sät, damit er ernten kann. Das durfte auch die ältere Dame im nächsten Beispiel lernen.

Verzeihen durch echtes Verstehen

Fallbeispiel: Bluthochdruck wegen Mutterkonflikt

Madeleine war bereits 74, als sie mich wegen ihres Bluthochdrucks aufsuchte. Bluthochdruck ist ein typisches Angstsymptom. Um das zu regulieren, brauchen Sie keine Medikamente, sondern nur das Wissen darüber, aus welch intelligentem Grund Sie mit Hochdruck sauerstoffreiches Blut in genau das Organ pumpen, mit welchem Sie Gefahren wahrnehmen, dem Gehirn. Und natürlich die Lösung.

Doch die war bei Madeleine ganz einfach: Sie hatte einen jahrelangen Konflikt mit ihrer Mutter Liese, die mit 94 Jahren noch recht rüstig war. Vorwürfe, Erwartungen, Erpressungen und immer wieder Anklagen bestimmten das Verhältnis der beiden Frauen. Es verging kein Telefonat, in dem das Gespräch nicht mit Vorwürfen endete.

Madeleine erzählte, dass ihre Mutter sie als Kind immer zu Höchstleistungen angespornt und gedrängt hatte. Nie war die Mutter mit den Schulnoten Madeleines zufrieden. Sie legte extrem viel Wert auf Äußerlichkeiten. Regeln und Verbote bestimmten das Leben der Tochter bis ins Erwachsenenalter hinein. Madeleine war unversöhnlich und hasste die Mutter regelrecht. Bei der Abfrage der biografischen Daten fiel mir auf, dass die Mutter, geboren an einem 20. August, als letztes Kind und einzige Tochter neben drei Brüdern in ärmlichen Verhältnissen aufgewachsen war. Sie hatte oft unter den Bevormundungen der Brüder und den hohen Erwartungen der Eltern gelitten. Als sie zwanzig Jahre alt war, kam ihre Tochter Madeleine, ihr einziges Kind, auf die Welt.

In einer hypnotischen Traumreise ließ ich Madeleine in der Rolle der Mutter spüren, was es für sie als Jungfrau-Löwen-Geborene bedeutet, sich unterdrückt, körperlich überfordert und in der sozialen Rolle degradiert zu fühlen. Ich zeigte ihr, dass ihre Mutter sich auf die eigene Tochter projiziert hatte, um ihrem eigenen unerfüllten Leben eine Chance zu geben. Daher auch ihr für die ländlichen Verhältnisse etwas ungewöhnlicher Vorname „Madeleine".

Liese, die Mutter, wollte aus ihrer Tochter eine ordentliche (Jungfrau) „Königin" (Löwe) machen, also sich selbst über die Tochter verwirklichen. Deshalb war ihr auch das Äußere der Tochter mit ihren langen Haaren, die sie sich als Jugendliche nie abschneiden durfte (heute trägt sie aus Trotz sehr kurzes Haar), so extrem wichtig. Als Madeleine verstanden hatte, dass sie von ihrer Mutter missbraucht wurde, um selbst geliebt zu werden, musste Madeleine sehr heftig weinen. Das Mitgefühl für das hilflose und missverstandene Mädchen, das ihre Mutter war, überwältigte sie.

Sie beherzigte meinen Rat und telefonierte am Abend nach dem Coaching mit ihrer Mutter und zeigt dabei Verständnis und Anerkennung für die Bemühungen, eine gute Mutter zu sein. Es muss wohl ein klärendes und entspanntes Gespräch gewesen sein. Jedenfalls normalisierte sich Madeleines Blutdruck nach diesem längeren Gespräch. Auch das Verhältnis zwischen den beiden Frauen verbesserte sich damit enorm.

Ein anderes Beispiel, das ich bereits auf meiner DVD „Heilen durch Erkenntnis" vorgestellt habe, findet sich auf dem Bonustrack.

Fallbeispiel: Die Provokation

Mit Anfang 20 jobbte ich während meines Studiums als Discjockey in einer kleinen Disco. Ich spielte die damals sehr beliebte New Wave/Gothic Musik. Das ist diese etwas düstere englische Popmusik, deren Fans aussehen, als würden sie frisch von einer Beerdigung oder aus einem Vampirfilm kommen. Diese Leute sehen zwar manchmal etwas makaber aus, sind aber eher introvertiert und depressiv, also letztendlich harmlos. In der Disco ging es also in der Regel ruhig und gesittet zu, denn die „Gruftis" prügeln sich in der Regel nicht. Das bedeutet, die jungen Mädchen in diesen Cliquen fühlten sich recht sicher und konnten sich schön sexy herausputzen. Eine Disco mit verrückten Freaks und sexy gestylten Mädchen lockte hin und wieder auch andere Leute an.

Ich erinnere mich gut an einen Typen, der mit etwa Anfang 40 in Motorradkleidung gelangweilt am Rand der Tanzfläche stand und Kaugummi kauend eine Zigarette rauchte. Es war ein kleiner Club, jeder kannte jeden – den Mann in Motorradkleidung aber kannte niemand. Aber jeder sah, wie er quer über die Tanzfläche mit sichtlich schlechter Laune zu mir ans Mischpult schlenderte. Das allein war schon ein Affront. Entweder man geht außen herum oder beeilt sich. Er rief mir deutlich aggressiv zu (mein Mixer stand auf einer kleinen Empore): „Ey, du Arschloch! Spiel nicht immer so 'ne Scheiße!" Nun war es sehr laut, und ich wollte nicht zurückbrüllen, also hielt ich meine Hand an den Mund, ihm andeutend, dass ich in sein Ohr sprechen wollte und rief: „Komm mal her!" Er erwiderte: „Ja, was ist denn, du Arschloch?!" Ich wiederum insistierte: „Komm doch bitte mal her!" Er trat ganz nah an mich heran und zischte: „Was ist denn?" Ich fragte: „Was willst du denn hören?" Er trat zurück und brüllte: „Ja nicht immer so 'ne Scheiße, du Arschloch!" Ich blieb hartnäckig und fragte: „Was möchtest du denn hören? Sag doch irgendeinen Titel, sonst kann ich ihn nicht auflegen!" Er zog die Nase hoch und zischte: „Stones." Die Rolling Stones in einer Grufti-Disco (Ende der Achtzigerjahre)? Das geht auf keinen Fall! Doch ich blätterte in meiner Plattenkiste, zog eine Single von den Stones heraus und sagte: „Honky-Tonk Woman, eine saugeile Scheibe! Aber sieh dich doch mal um hier: Das sind alles Grufties!" – und ich sah auch aus wie einer. „Wenn ich jetzt hier für dich die Stones auflege und du auf die Tanzfläche hottest, dann wissen alle sofort, was du für ein alter Sack bist. Das tu ich dir nicht an, du bist mein Gast!" Er zog erneut die Nase hoch und fragte: „Wollt'st 'n Bier?" Ich überlegte nicht lang: „Klar will ich ein Bier!" Er ging zur Bar, kam mit Bier wieder, wir stießen an, tranken, und eine Viertelstunde später war er verschwunden, und ich habe ihn nie wieder gesehen.

Was war passiert? Der Mann mit der Motorradkleidung fühlte sich bedroht (*affige Leute, miese Musik*) und machte mich als DJ, quasi den „Häuptling" der Disco, dafür verantwortlich und erklärte mir „den Krieg". Nun bin ich christlich-humanistisch erzogen und hielt ihm mit meiner Aufforderung: „Komm mal her!", sinngemäß die eine Backe hin. Er schlug verbal darauf („Ja, was ist denn, du Arschloch?!"). Ich hielt ihm im übertragenen Sinn die andere Backe hin („Komm doch bitte mal her!"). Er schlug wieder darauf. Das ganze viermal, bis er merkte, dass er mich damit nicht beeindrucken konnte. Dadurch bekam ich die Chance, ihm zu vermitteln: „Ich bin nicht dein Feind." Mit der Single „Honky-Tonk Woman" habe ich ihm gezeigt, dass ich sehr wohl sein Wertesystem akzeptiere, dass dieses aber nicht hierher gehört. Und obwohl ich ihn als „alten Sack" bezeichnete, war das für ihn keine Beleidigung, denn da ich die Scheibe besaß, war ich folglich auch ein „alter Sack". Ich habe ihn nicht erniedrigt, habe mich selbst aber auch nicht erniedrigt. Dadurch konnte ich ihm geben, was er wirklich wollte: Das war nicht etwa gute Musik. Wenn ein Rocker gute Musik hören will, dann geht er nicht in eine Grufti-Disco. Er wollte nicht *einsam* sein. Und ich als „Häuptling" der Disco war in der Lage, ihm etwas Wertvolles in seinen Topf zu werfen. Hätte ich einen der bekannteren Hits, etwa „Satisfaction" oder „Angie", gewählt, wäre es wertlos gewesen, da diese jeder DJ kennt und besitzt. Aber eine Scheibe, die die Gruftis wahrscheinlich gar nicht kennen, machte mich für ihn zum Experten für seine Gefühle. Dies hat er umgehend mit einem Bier honoriert. Daraus leite ich folgende Formel ab:

Führe Deine Feinde zum Erfolg, und sie liegen Dir zu Füßen!

Mit dieser Formel und der Metapher mit dem leeren Topf repariere ich ganze Firmenbelegschaften, die sich zerstritten haben, und Familien. Ich habe sogar die Kripo in Bezug auf gewalttätige Delinquenten mit Erfolg beraten!

Nun wissen Sie: Wer sich verstanden fühlt, hört sofort auf zu kämpfen. Deswegen ist es auch so wichtig, dass Sie angstfrei sind. Wenn Sie die Hand des Friedens hinhalten, wird sie sicher zwei-, dreimal abgeschlagen – schließlich herrscht ja „Krieg". Aber man darf dann nicht locker lassen, sonst war es kein authentisches Friedensangebot. In jedem zwischenmenschlichen Konflikt können Sie mit absoluter Sicherheit davon ausgehen, dass sich die Kontrahenten eine Lösung wünschen. Niemand will vom anderen kontrolliert werden.

Bleiben Sie gelassen, regen Sie sich nicht auf, weinen oder wüten Sie nicht! Denn damit manipulieren Sie nur. Nehmen Sie Ihr Gegenüber respektvoll zur Kenntnis, zeigen Sie Interesse, und signalisieren Sie vor allem, dass *Sie* die Quelle des Friedens sind. Das funktioniert übrigens erfahrungsgemäß bei Menschen aller Religionen: Ohne Feind gibt es keinen Krieg.

Egal, für welche der drei Strategien Sie sich entscheiden, ob Offensive und Defensive oder die mündige Akzeptanz – in jedem Falle haben Sie dafür einen Preis zu zahlen. Doch nur mit einer Möglichkeit werden Sie keine weiteren Grenzen provozieren und sich nachhaltig Erfolg sichern.

Angst ist ein sehr schlechter Ratgeber, wenn Sie erfolgreich und beliebt sein wollen, denn Angst verhindert Liebe. Angst ist nach meiner Auffassung sogar das Gegenteil von Liebe. Wer Angst hat, vertraut nicht. Angst sorgt für Argwohn und Eifersucht usw., die erst einmal aufgelöst werden müssen, bevor der Mensch anderen bedingungslose Liebe schenken kann. Wenn Ihnen meine Ausführungen drastisch erscheinen, bitte ich Sie, einmal nachzudenken, ob Sie jemand kennen, der eine soziale Angst (also im Sinne einer Selbstwertstörung) hat und dennoch in einer glücklichen und stabilen Liebesbeziehung lebt. Bedingungsloses Vertrauen, Respekt und Bewunderung jedoch, welche die Partner emotional und rational gegenseitig vereinen, lassen keinen Platz für Angst.

Seien Sie gewiss: Niemand liebt Sie, weil Sie geizig, neidisch, depressiv oder cholerisch sind! Das, was Sie an sich selbst nicht mögen, wird von Ihren Mitmenschen lediglich in Kauf genommen, entweder weil man Hoffnung oder Mitgefühl hat, oder weil man sich von Ihnen abhängig fühlt.

Zusammenfassung

Schmollen, wüten oder akzeptieren – Sie haben die Wahl. Erwarten Sie eine Entfaltungsgrenze, werden Sie zum Vermeider. Glauben Sie an die Überwindbarkeit (und damit an den Wegfall) einer Grenze, so werden Sie zum Erreicher.

Angst wovor?

Wenn es also Menschen gibt, die sich umbringen, freiwillig obdachlos werden, sich piercen und tätowieren lassen, dann wissen Sie auch, dass die Psyche weder Tod noch Schmerzen fürchtet. Wahrscheinlich haben auch Sie einmal jemanden damit beauftragt, Ihnen Schmerzen zuzufügen, z.B. beim Zahnarzt. Um Ihre Zähne zu behandeln, wird er Ihnen meistens wehtun müssen. Sie haben sogar Ihren Tod riskiert und sind über eine Straße gegangen (das ist potenziell immer tödlich). Natürlich sind Schmerzen und Tod in solchen Fällen kein angestrebtes Ziel, aber Sie haben sie in Kauf genommen. Was ist also das Schlimmste für die Psyche, wenn es nicht der Verlust des Lebens ist?

Es ist der Verlust der Kontrolle über das Leben!

Vor dem Kontrollverlust haben wir Angst, wenn wir Angst haben. Daher ist auch „(Selbst-)Vertrauen" das Gegenmittel zur Angst, denn Vertrauen ersetzt Kontrolle. Prominentes Beispiel für Suizid aus Angst vor Kontrollverlust ist der Mathematiker *Gunter Sachs*, weniger bekannt für seine bahnbrechenden Forschungen zur mathematischen Exaktheit von Sternzeicheneigenschaften als für seine Arbeit als Fotograf und in seinen jungen Jahren als Playboy und Millionenerbe. Bis ins hohe Alter hatte Sachs einen gewissen jugendlichen Esprit. Nach einer Alzheimer-Diagnose baute er rapide an Vitalität ab, schrieb einen Abschiedsbrief und suizidierte sich aus Angst vor Kontrollverlust. Er erschoss sich mit einer Pistole, weil er Angst hatte, seine Geisteskraft zu verlieren. Auch der milliardenschwere Pharma-Industrielle Adolf Merckle suizidierte sich im Januar 2009, nachdem er durch Fehlspekulationen und Kursverluste an der Börse einen Großteil seines Vermögens verlor – und somit das subjektive Gefühl der Kontrolle.

Kontrolle bedeutet aber nichts anderes, als dass das, was man erwartet, auch geschieht und umgekehrt, dass das, was geschieht, mit den Absichten und Erwartungen übereinstimmt. Darin verbirgt sich ein meines Erachtens sehr wertvoller Lösungsansatz, der lautet: Erwarte nichts! Nimm hin, was geschieht, und handle, wenn es erforderlich ist. Alle bekannten Weisheitslehren sind sich in diesem Prinzip einig:

*Nimm zunächst an, was geschieht,
und mache dann das Beste daraus!*

Wenn man seine Erwartungshaltung versteht, kann man sie ändern.

Was steckt hinter den Angstauslösern?

Sie können sich vielleicht denken, dass beispielsweise eine Arachnophobie, also die Angst vor Spinnen, nicht nur schnell wieder gelöscht werden kann, sondern eine Ursache hat, die mit dem eigentlichen „Problem" (nämlich der Spinne) nichts zu tun hat. Auch die Angst vor Spinnen resultiert aus der Angst vor Kontrollverlust. Auf die Frage, warum der Betroffene ausgerechnet Angst vor Spinnen und nicht vor Stubenfliegen, Maikäfern oder Marienkäfern hat, gibt es eine einfache Antwort: weil wir uns durch Spinnen kontrolliert fühlen. Spinnen haben acht Augen, mit denen sie alles genau sehen, sie spinnen Fäden, mit denen sie jede Bewegung in ihrem Umfeld registrieren, und werden in der Regel erst dann von uns entdeckt, nachdem sie schon lang da gewesen sind. Überdies machen sie uns ein schlechtes Gewissen wegen unserer vermeintlichen Unordentlichkeit. Wir bekommen in der Kindheit beigebracht, Spinnen seien abscheulich, und wir sollten sie aus unserer Umgebung entfernen. Sie tragen das Stigma des Bösen und befinden sich plötzlich und ohne Vorwarnung in unserer unmittelbaren Umgebung. Die Erziehung, Spinnen aus unserem Umfeld zu entfernen, merken wir uns gründlich.

Je stärker ein Mensch in seiner Kindheit die Erfahrung machte, dass er offenbar keine Privatsphäre hat (wer gesteht sie einem Kind schon zu?) und je größer der Eindruck wird, sich vor erneuter Fremdkontrolle schützen zu müssen, desto ausgeprägter entwickelt sich die Angst, die dann auf die Tiere generalisiert, also übertragen wird. Mit den Spinnen selbst hat die Angst überhaupt nichts zu tun. Das bloße Reflektieren der Ursachen hilft meist bereits, friedfertiger mit diesen nützlichen Geschöpfen umzugehen, die übrigens nicht zu den Insekten gezählt werden, sondern zur höher entwickelten Gattung der Krebstiere.

Genauso verhält es sich auch mit so gut wie allen anderen Angstmachern: Ob Ratten, Schlangen, Hunde oder Krokodile, der Schwarze Mann oder Fahrstühle: Sie alle stehen symbolisch für etwas, das man tatsächlich erlitten hat und was nun einfach unterbewusst erinnert wird, nämlich einen Kontrollverlust. Die Konsequenzen daraus sind immer gleich: Es kann Ihnen nichts passieren, was Sie nicht schon längst einmal überlebt haben!

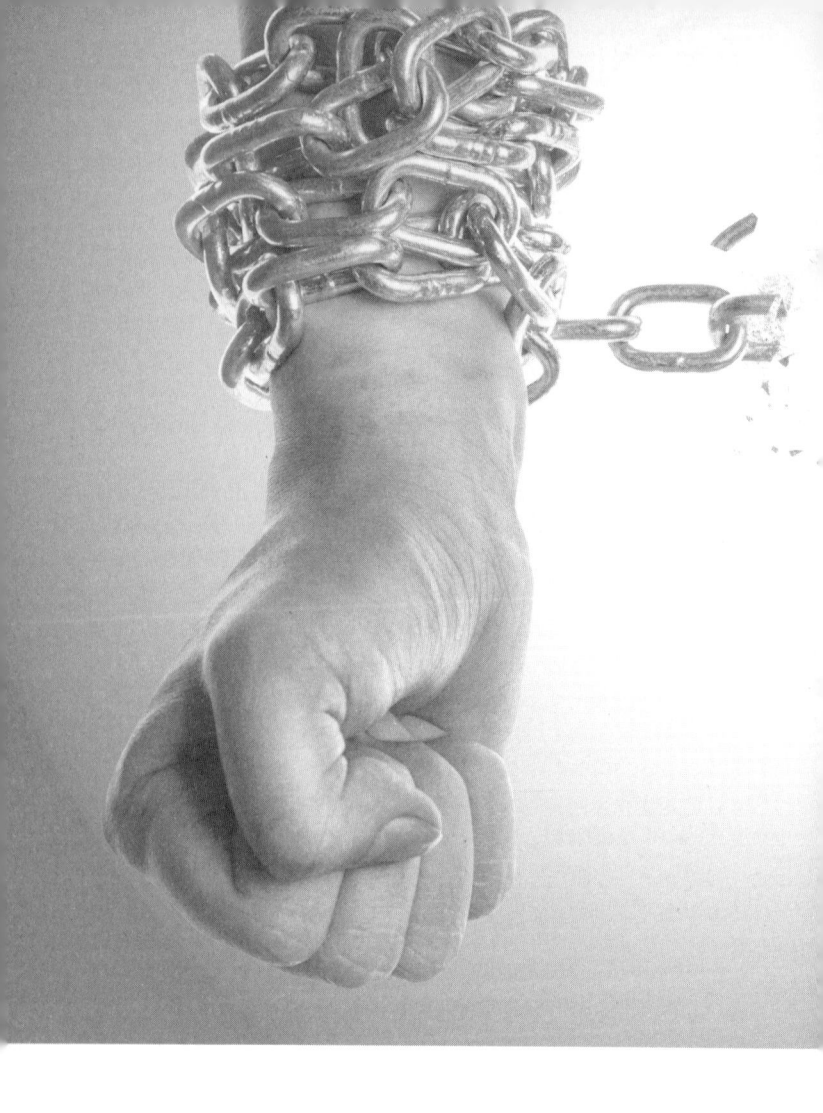

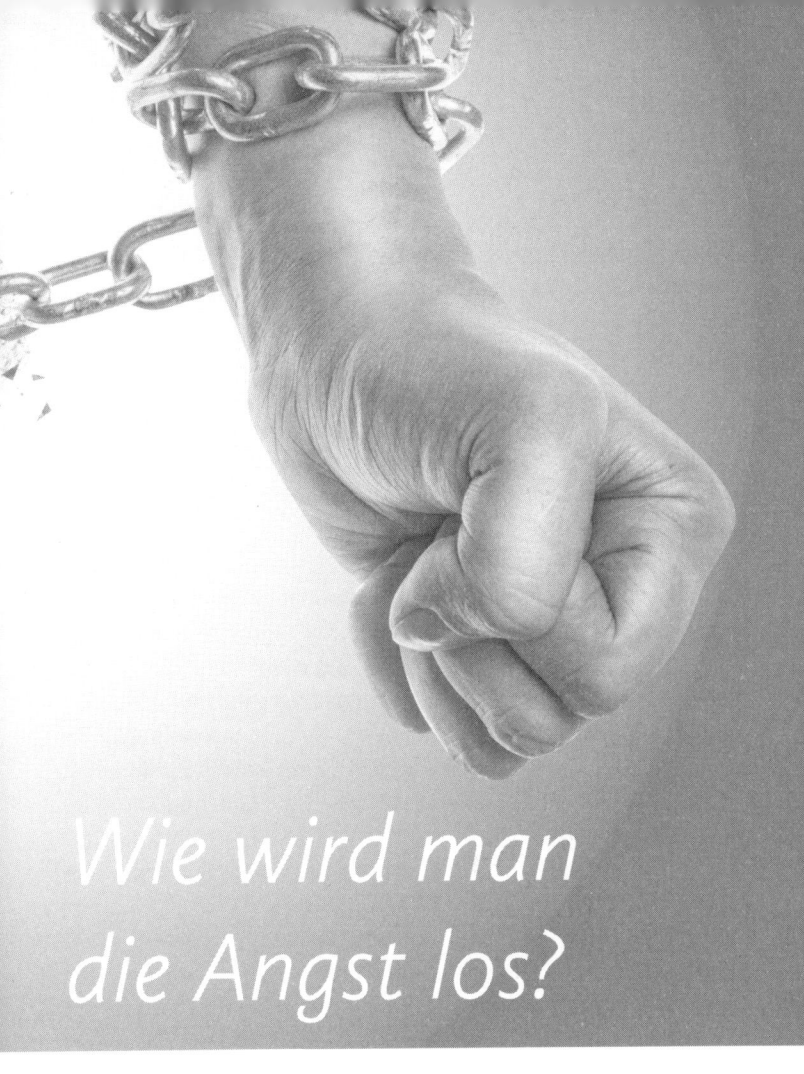

Wie wird man die Angst los?

Angst ist keine Dummheit, sondern ein intelligenter, aber unreifer Versuch, sich vor der Wiederholung eines extremen Kontrollverlustes zu schützen. Angst bewahrt vielleicht ein Kind vor Entmachtung, Zurückweisung, Überforderung und Kontrollverlust – nicht jedoch einen Erwachsenen. Machen Sie sich die Möglichkeiten bewusst, die Sie heute als Erwachsener zur Bewältigung der damaligen Situation in Ihrer Kindheit gehabt hätten. Sie könnten sich bei Gefahr Hilfe holen, weglaufen, verhandeln, um Verzeihung bitten, sich wehren oder die Gefahr vielleicht sogar aushalten – als Kind konnten Sie jedoch nur leiden.

Als reifer Erwachsener können Sie einem Menschen einfach das schenken, worum er kämpft: Resonanz! Also Interesse, Anerkennung und Respekt.

Nur wenn wir selbst nicht steuern können, was mit uns geschieht, wenn wir uns auf das, was wir erleben, nicht eingestellt haben, dann empfinden wir Stress.

Wir können uns aber zu allem bereit erklären. Zurück zu unserem Beispiel „Zahnarzt": Innerhalb von Minuten können Sie eine heftige Zahnarztphobie auflösen: Sie machen sich (oder dem Betroffenen) plausibel, dass er entweder weiterhin leiden kann, oder man *erlaubt* dem Zahnarzt den Eingriff. In beiden Fällen muss der Patient etwas in Kauf nehmen, aber nur in einem Fall ist es sinnvoll (Sie erreichen ein Ziel, nämlich gesunde Zähne), wenn man die Angst vermeidet, führt dies durch die Abwehr nur zum Status quo des Problems oder sogar zu einer Verschlechterung.

Ob es nun eine kalte Dusche ist oder ob Sie ein Mädchens in einer Bar ansprechen; ob Sie den Chef um eine Gehaltserhöhung bitten oder die Bäckerin um eine gratis Kuchen-Kostprobe – nehmen Sie einfach die Folgen, die Sie befürchten, in Kauf, und Sie erreichen, was Sie wollen. Das ist wirklich das ganze Geheimnis! Sie werden das Schlimmste nicht mit Angst und Angstsymptomen verhindern können – doch die Wahrscheinlichkeit, dass Ihre Befürchtung eintritt, ist so gering, dass sie gar nicht befürchtet werden muss. Das Zweitschlimmste überleben Sie nicht nur, Sie können es zeitlich sogar aushalten. Irgendwann ist es vorbei.

Das wussten Sie allerdings in den ersten drei Jahren Ihres Lebens noch nicht, da Sie noch kein Zeitempfinden hatten. Doch in dieser Zeit wurden die Angstmuster geschrieben. Nun sind Sie älter als drei, und damit haben Sie es selbst in der Hand, angstfrei zu leben!

Selbst wenn Sie Angst vor Enttäuschung haben und daher immer wieder auf die Wahrnehmung Ihrer eigenen Rechte verzichten, den *unteren Weg* gehen, keine Bedürfnisse äußern und keine Ansprüche anmelden – das können Sie mithilfe des nächsten Kapitels auflösen!

Und falls Sie Angst vor Geistern haben sollten (ich gehe seriös davon aus, dass es Spirits gibt, die sich bemerkbar machen; mehr dazu in meinem nächsten Buch: *Schattenseiten*) – auch diese wollen Ihnen nichts Böses, sondern das Gleiche, was jedes Wesen will: respektvoll wahrgenommen und (damit meist schon:) erlöst werden. Keine Angst vor anderen Wesen, Sie täten ihnen damit nur unrecht. Wenn Sie einen Spirit wahrnehmen, bleiben Sie dran. *Hören* oder *sehen* Sie genau hin und *fragen* Sie ihn, weshalb er hier ist. Die Antwort, die Ihnen durch den Kopf geht, ist meist authentisch und damit zielführend.

Fallbeispiel: Der Widerspenstigen Zähmung

Der 15-jährigen Jolene drohten ernste Disziplinarmaßnahmen. Die zurückhaltende und eher schüchterne Jugendliche bekam manchmal solche Wutanfälle, dass sie alles kurz und klein schlug und bereits mit einem Messer in der Hand die eigenen Familienmitglieder bedroht hatte. Die Palette der Zwangsmaßnahmen, die eingeleitet werden sollten, reichten von der Versetzung an eine Schule für Schwererziehbare bis hin zum Entzug des elterlichen Sorgerechts für die äußerlich hübsche und harmlos aussehende Tochter. Doch schien deren

Frustrationstoleranz weit unter null zu sein, und das, obwohl die Impulskontrolle recht hoch war. Jolene war kein Streithahn mit einer kurzen Zündschnur, sondern das Gegenteil, sie sprach eher leise und hielt mit ihren dunklen, traurigen Augen durchschnittlichen Blickkontakt zum Gegenüber – ein Zeichen für soziale Kompetenz und nicht provozieren zu wollen.

Bei der tiefenpsychologischen Analyse ihrer Biografie stellte sich heraus, dass sie eine ungeplante Schwangerschaft einer noch jugendlichen Mutter war. Die wochenlangen Selbstzweifel, Partnerschaftskonflikte und wirtschaftlichen Sorgen führten zu hohem Dauerstress im Mutterleib. Die Folge davon war, dass Jolene zwei Wochen vor dem errechneten Termin zur Welt kam. Was in der Medizin als Normvariante bezeichnet wird, empfand das Neugeborene als traumatisierende Katastrophe. Die emotionalen Folgen dieses „Aus-dem-Nest-geschubst-werdens" waren der Grund für ihre Symptome.

Jolene entwickelte durch diesen Superstress die Fähigkeit, feinste Veränderungen wahrzunehmen, was sich darin äußerte, dass sie den Geist der verstorbenen Großtante Lydia deutlich sehen und beschreiben konnte. Zudem zählte sie astrologisch zu den Krebsen, die bekanntlich Fähigkeiten wie eingeschaltete Radioempfänger haben und offen für alles sind, was sonst noch so schwingt, vibriert und klingt. Fische, Krebse, Skorpione sind von Natur aus spirituell kompetent, worüber man allerdings in unserer verkopften Leistungsgesellschaft, die sich für aufgeklärt hält, nicht mit jedem sprechen kann.

Ihr Problem war also, dass sie aufgrund der Umstände der Schwangerschaft das Gefühl entwickelte, ungewollt zu sein. Als sich später die Mutter mit dem Baby abfand, änderte sich das Gefühl, doch die Sorgen blieben. Dann versuchte sie, sich mit dem Blasensprung außer Gefahr zu bringen. Dass sie dadurch in den engen Geburtskanal gepresst wurde, konnte sie als Baby natürlich nicht wissen. Hierdurch wiederum war das Mädchen offenbar geschockt oder entkräftet. Jedenfalls wurde der Geburtsvorgang für rund eine halbe Stunde unterbrochen – eine Erfahrung, die sie bis dato als junges Mädchen jeden Morgen in Form einer 30-minütigen Morgenmüdigkeit durchlitt. (Dieses Phänomen werden viele von Ihnen kennen. Das ist aber kein Naturphänomen oder Luxusproblem, sondern unseren „zivilisierten" und unnatürlichen Geburten geschuldet.) Das Kind wuchs also auf mit dem Gefühl, sich nicht um seine Bedürfnisse kümmern zu dürfen. Es fühlte sich abgelehnt und eingeschüchtert. Daher verzichtete es auf die Wahrnehmung seiner Rechte. Das wiederum hält die menschliche Psyche nicht lange aus. Es kommt zum Konflikt.

Beseelt von der Großtante, die zu Lebzeiten durchaus energisch sein konnte, schlug das Mädchen einfach extrem über die Stränge. Tante Lydia war zu Lebzeiten ähnlich: so lange zurückhaltend, bis es förmlich „reichte". Jolene orientierte sich sehr stark an der Familie und fühlte sich relativ schnell emotional missverstanden. Sie unterdrückte ihre Gefühle, um nicht erneut Opfer einer Katastrophe zu sein, so wie sie es bei der Geburt erfahren hatte, bis zu einem Limit, das weiteren emotionalen Rückzug nicht mehr gestattete. Daher die manchmal explodierende Gewaltbereitschaft.

Nachdem ich ihr das in einer Hypnosesitzung bewusst gemacht hatte, wurde ihre Stimme etwas kräftiger und lebhafter, die Augen wurden offener, und ihre Kommunikationsbereitschaft stieg an. Ich hatte in der Sitzung den Eindruck, dass sie sich danach erleichtert fühlte, vielleicht, weil ich mit der Tante ein paar klärende Worte gewechselt hatte. Als Coach sollte man keine Angst und Vorbehalte haben, wenn man Menschen helfen will, ihre Angst zu verlieren.

Drei Fragen zur Angstauflösung

Es sind Varianten dieser drei Fragen, mit denen Sie die Ursache jeder Angst analysieren können:

❶ Warum genau haben Sie Angst?

❷ Was ist das Schlimmste, was Ihnen in einer bestimmten Situation passieren könnte?

❸ Wofür lohnt es sich, das Schlimmste in Kauf zu nehmen?

So einfach es erscheint, die Antworten auf diese Fragen reichen aus, um das Bewusstsein zu erlangen, mit dem Sie jede Angst loswerden können. Dazu muss man allerdings in die Tiefe gehen.

Frage 1: Warum genau haben Sie Angst?

Zur Bearbeitung dieser Frage greifen wir auf die Beispiele am Anfang des Buches zurück.

Ed

Der lampenfiebrige Ed wurde selbstverständlich nicht durch das Publikum bedroht oder traumatisiert, sondern unterbewusst an etwas erinnert. Dies war keine rationale, sondern eine emotionale Erinnerung, das heißt, der Körper reagiert, ohne dass der Verstand weiß, warum. In unserem Analysegespräch machte ich Ed bewusst, was in seinem Unterbewusstsein los war. Ich führte ihn in eine leichte Hypnose und stellte ihm die Frage, woran ihn das Gefühl der Angst erinnerte, denn er musste ja schon einmal die Gefahr erlebt haben, sonst würde er ja nicht erneut Angst haben. Nachdem ich ihn also „etwas heruntergefahren" hatte und er mit geschlossenen Augen nur auf das Gefühl der Angst achtete, fielen ihm alle möglichen Situationen in der Schule ein. So stand er einmal an der Tafel und sollte seinen Namen anschreiben, da fing er zu weinen an. Die Angst lähmte ihn. Es folgten weitere Geschichten aus seinem Leben, in denen er aus Angst zu nichts fähig war. Und dann erinnerte sich Ed an ein Initialerlebnis. Als Dreijähriger sollte er vor dem Weihnachtsmann ein Gedicht aufsagen. Es waren zwei Umstände, die bei ihm die Angst auslösten: Zum einen konnte er mit drei Jahren kaum sprechen (Erwartungsdruck, Überforderung), zum anderen war es der „Fremde" im Wohnzimmer, der ihm Angst machte. In einer Panikreaktion machte sich der kleine Junge in die Hose und weinte. Die gesamte vor ihm versammelte Familie war in Aufruhr. Keiner tröstete den Jungen und befreite ihn von seiner Last. Den Großvater brachte die Unterbrechung des Programms völlig aus dem Konzept (typisch für Jungfrau-Geborene). Er wurde sehr harsch und schimpfte lautstark, was den Kleinen noch mehr ängstigte.

Wenn ein Körper voller Stresshormone ist, gibt es mehrere Möglichkeiten, sie bei anhaltender Gefahr wieder loszuwerden:

→ Weinen
→ Schwitzen
→ Ausscheiden
→ Bewegen.

Wenn man Sie provoziert und bis aufs Blut reizt, dann toben Sie sich vielleicht an einem Boxsack aus. Im Kino zittern Sie bei einem spannenden Film, oder Sie machen nach einem harten Arbeitstag einen Waldlauf. Auch Lachen gehört dazu, allerdings lenkt Lachen oft emotional von der Gefahr ab, ohne die Gefahr wahrzunehmen.

Ein Hund macht vor Angst auf den Teppich, ein Kind nachts ins Bett. Bei einer Achterbahnfahrt oder einer Schlägerei können Menschen Blasen- oder Darmdruck bekommen.

Verlässt Sie Ihr Partner, demütigt Sie Ihr Chef oder kündigt Ihr Vermieter Ihnen wegen fingierten Eigenbedarfs, dann ist Ihnen vielleicht nach Weinen zumute. Doch wenn das alles nicht infrage kommt, weil Sie vielleicht gerade einen Vortrag halten und Ihre Emotionen unterdrücken müssen, dann bleibt nur noch Zittern und Schwitzen. So erging es Ed. Nun reichte mir das Weihnachtserlebnis aber bei Weitem als Erklärung nicht aus, warum genau der Kleine eine solche Angst vor dem Opa hatte. Deshalb vertiefte ich die Trance noch etwas und stellte Ed die Frage: „Und warum war das so schlimm für dich? Woran erinnert dich das Erlebnis?" Zögernd, eher ratend, berichtete Ed von seiner Geburt. Er hatte den Eindruck, dass irgendetwas ihn stark ängstige. Da ich wusste, dass Ed durch einen Notkaiserschnitt auf die Welt kam, war es nicht besonders schwer, herauszufinden, was er erlitten hatte. Wenn das Kind bei der Geburt nicht schnell genug herauskommt und eine *sectio caesarea* durchgeführt wird, wie es bei Ed der Fall war, dann ist die Aufmerksamkeit des Kindes in höchster Alarmbereitschaft. Das kleine Baby Edmund hat sich einfach nur „gemerkt", dass sein Versuch, sich aus einer Stresssituation zu befreien (so nimmt ein Kind seine Geburt wahr) scheiterte und ihm noch mehr Stress (durch Sauerstoffknappheit) bescherte. Er war offenbar nicht gewappnet genug. Nun kam die übliche, schmerzhafte nachgeburtliche Untersuchung, die bei einem Kaiserschnittkind in der Regel gründlicher ist als bei einer „normalen" Geburt. Ohne Vorwarnung mit einem kalten Stethoskop berührt zu werden, Nadelstiche bei der Blutentnahme (aus einer Kopf- oder Fußvene) erleiden zu müssen, dazu die hektische Stimmung im Kreißsaal, das alles sind Dinge, die ein Neugeborenes genau wahrnimmt. Als würde das nicht reichen, kommt das weinende Baby nicht sofort auf den Bauch und in die Arme der Mutter, wo es eigentlich hingehört, um den gewohnten Geruch erkennen, die Wärme spüren und die Stimme der Mutter hören zu können und dadurch das Gefühl zu bekommen, dass es in Sicherheit ist – sondern es bleibt in fremden Händen, die in Gummihandschuhen stecken und nach Desinfektionsmittel riechen. Dadurch fühlt es sich ausgeliefert.[1]

Aber selbst das war für mich noch nicht schlüssig genug. Viele Menschen erleiden eine Kaiserschnittgeburt und sind bei Frustrationen intoleranter als Menschen mit glatt verlaufenden Geburten. Aber nicht alle sind so leicht einzuschüchtern, wie Ed es war. Nun habe ich in meinem Leben bereits einige Tausend Coachings durchgeführt, sodass ich nicht nur auf einen großen Erfahrungsschatz zurückgreifen kann, sondern ich habe gelernt, meiner Intuition zu vertrauen. Also fragte ich Ed in seiner Trance: „Wie reagierte der Vater Ihrer Mutter auf die Schwangerschaft?" Und damit hatten wir den Grund: Ed kamen die Tränen. Nicht vor Rührung, sondern weil es offenbar richtig Ärger gegeben hatte aufgrund der ungewollten Schwangerschaft einer jungen, unverheirateten Tochter. In dem sich bildenden neuronalen Netz des Embryos wurde tief drinnen abgespeichert: Opa stresst! Kein Wunder, dass Ed Schwierigkeiten bei seiner Geburt hatte: Ich würde auch nicht gern auf eine Welt kommen, die so über mich urteilt. Dies stellt natürlich keine differenzierten rationalen Überlegungen eines Embryos dar. Doch ob sich ein Kind wohl und sicher fühlt oder ob in seinem Umfeld Stresshormone herumschwirren, das nimmt das Kind extrem deutlich wahr und achtet genau auf weitere Bestätigungen seiner Eindrücke.

Dieses traumatische Erlebnis jedenfalls reichte aus, um durch zwei bis drei kleine Trigger das Weihnachtserlebnis zur Katastrophe werden zu lassen, welche dann als Bestätigung für eine Gefahr aufgrund übereilter Entscheidungen generalisiert wurde. Als sich Ed vier Jahrzehnte später wieder in einer Situation (Jahreshauptversammlung) befand, für die er möglicherweise nicht stark genug war (daher sein wochenlanges Vorbereiten), befürchtete er erneut, der Gefahr potenziell peinvoller Übermacht (Geburtshelfer, Opa und Familie, Lehrer und Mitschüler) ausgesetzt zu sein. Es waren die gleichen Stresssymptome wie bei der Schwangerschaft und Geburt, die seinen Körper blockierten und ihm signalisierten: „Stopp, nicht weiter, du bist in Gefahr!" Problematisch ist, dass wir einerseits nicht auf unsere Symptome hören und diszipliniert und tapfer weitermachen, worauf die Symptome, die uns schützen sollen, deutlicher und stärker werden, zum anderen aber, dass sie uns daran hindern, was wir eigentlich tun wollten (etwa einen guten Vortrag halten). Angst soll uns zwar schützen, aber sie ist das einzige tatsächliche Problem – und das bringt uns zur Lösung!

Frage 2: Was ist das Schlimmste, was Ihnen in einer bestimmten Situation passieren könnte?

Wenn die Angst, die uns vor etwas, dessen Schrecken wir kennengelernt haben, bewahren soll, wenn diese Angst nun nicht mehr spürbar ist, befinden wir uns mutmaßlich in Gefahr. In Eds Situation könnte es also im Extremfall sein, dass ihn das ganze Auditorium kritisiert, beleidigt und beschimpft. Das ist es, was die „Irratio", das unreflektierte Gefühl, vermutet. Aber er muss nicht erneut unvorbereitet einen Stich zur Blutentnahme befürchten, und er befindet sich auch nicht in „Feindeshand". Das, wovor die Angst uns schützen soll, geschieht in der Regel gar nicht! Das Trauma kann sich gar nicht wiederholen! Das realistisch Schlimmste *ist bereits geschehen*: Der Vortrag war mies, die Leute gelangweilt, der Applaus nur höflich – *wegen* der Angst! Das, wovor Opa seinen Enkel mit seinem erzieherischen Ausraster bewahren wollte – eine miese Vorstellung –, ist *wegen* ihm eingetreten! Ermutigung, Beruhigung, Schutz und Sicherheit wären allemal klüger gewesen, als durchzudrehen, weil ein Dreijähriger ein Gedicht nicht richtig aufsagen konnte oder eine Tochter ein Kind erwartet. Das bedeutet nicht, dass Eds Opa nun *schuldig* ist, aber er ist auch kein Grund, den Vortrag nicht zu halten oder ein Leben lang Angst zu haben.

Frage 3: Wofür lohnt es sich, das Schlimmste in Kauf zu nehmen?

Wenn wir in Kauf nehmen, dass uns jemand kritisiert, dann ist der Kopf frei für das, was wir leisten wollen. Um eine gute Rede zu halten, und mit ihr die Menschen zu begeistern und Applaus zu bekommen, lohnt es sich, in Kauf zu nehmen, dass ein paar „Opas" etwas zu nörgeln haben. Ich sagte Ed in seiner Traumreise: „Sie haben nicht darum gebettelt, gezeugt zu werden, auch nicht darum, das Gedicht vor den verständnislosen Unsympathen aufzusagen. Daher hat auch niemand das Recht, sich über Sie zu beschweren. Genauso ist es auch heute: Wer mit Ihren Vorträgen, Reden oder Berichten nicht einverstanden ist, der soll es selbst besser machen. Wer Ed nicht will, muss auf Ed verzichten. Soll man Sie doch rauswerfen und sehen, wo man einen Besseren als Sie bekommt." Ein Lächeln huschte über sein Gesicht. Edmunds emotionaler Datenspeicher hat die Botschaft offenbar verstanden. Das ist der Grund, warum künftige Reden keine Angstsymptome mehr erzeugen – sie stellen einfach keine emotionale Gefahr mehr für Ed dar.

Marta

Auch der polnischen Haushaltshilfe Marta stellte ich in einer leichten Trance die Frage: „Wovor haben Sie Angst, wenn Sie mit Spinnen in Berührung kommen?" Sie zuckte zusammen. Ich beruhigte sie nicht, sondern ermutigte sie, sich mit geschlossenen Augen weiterhin ihren Gefühlen zu stellen, um herauszufinden, woher diese Gefühle stammen. Sie stotterte: „Die Sp ... die Spinnen sind ... einfach uh ... eklig! Die, die sind so eklig!" Sie schüttelte sich dabei. „Wo im Körper verspüren Sie dieses Gefühl, und woran erinnert Sie das?", fragte ich ruhig und behutsam. Die Frau zitterte mittlerweile am ganzen Körper. Sie musste etwas wirklich Schreckliches erlebt haben. Die Spinnen können es nicht gewesen sein, denn Spinnen sind keine Gefahr. Wohl aber sind sie stigmatisiert, werden als „eklig" und „böse" bezeichnet, werden mit „pfui!" und „iih!" assoziiert. Spinnen sind „Fußgänger". Sie kommen nicht angeflogen, sondern müssen, wenn sie irgendwo sitzen, schon eine Weile von uns unbemerkt dort gewesen sein. Wir lernen in der Kindheit, dass Spinnen viele Augen haben und Netze weben, aus denen sich ihre Opfer nicht befreien können. Das sind die Kriterien, die bei Marta heftige körperliche Reaktionen erzeugten. Ich fragte weiter: „Dieses Gefühl, das Sie da gerade verspüren, woher kommt das?" Marta griff mit geschlossenen Augen zu einem Kissen, das neben ihr lag und presste es vor ihren Unterleib. Man braucht kein Tiefenpsychologe zu sein, um daraus zu schließen, dass es einen sexuellen Übergriff gegeben haben muss, aber fragen ist allemal besser als vermuten. Also fragte ich: „Was haben Sie erlebt, als Sie klein waren?" Und dann erzählte mir Marta langsam und zögerlich in Ihrer Trance folgende Geschichte: Sie wurde als kleines Kind oft von Ihrer Mutter, nennen wir sie Weronika, ohne Vorwarnung entkleidet, in eine Badeschüssel gesetzt und gewaschen. Dies geschah zudem relativ rabiat. „Du kleiner Pipistinker!", hatte die Mutter dabei öfter gesagt, von der Kleinen, die protestierte und weinte, nicht abgelassen und sie relativ grob gewaschen. So geschah es in Martas Erinnerung. Ich fand das verdächtig. Natürlich machen Kinder in die Hose und riechen dann nach Urin, aber das erklärte nicht, warum die Mutter so unwirsch damit umging. Es musste eine andere Erklärung dafür geben. Kein Phänomen ist ohne Ursache! Bei der weiteren Befragung stellte sich heraus, dass die Mutter offenbar durch eine innereheliche Vergewaltigung gezeugt wurde. Das Gefühl, befleckt, geschändet, unrein zu sein, spürte Weronika während der Schwangerschaft aufgrund der Neurotransmitter, die durch die Nabelschnur von der Mutter, Martas Großmutter, in ihren Blutkreislauf gelangten. Weronika hatte also ein unterbewusst erlerntes großes Thema mit der Reinlichkeit der Sexualorgane, das sie auf die Tochter projizierte. „Warum ausgerechnet Spinnen?", fragte ich mich. Und wieder erhielt ich eine überraschende Antwort. Marta hatte in ihrer Kindheit einmal zufällig ein Sciencefiction-Horror-Comic-Heft gesehen, in welchem eine überdimensionale Spinne eine Frau vergewaltigte. Damit wurden mehrere Dinge verknüpft: Das „Böse", welches einem unschuldigen Opfer auflauert und es nicht mehr aus seinen Fängen lässt, erzeugt irgendeine Form von Pein im Genitaltrakt. Diese Gefühle resultierten alle aus unterbewussten Lernprozessen und unreflektierten Erfahrungen. Das war alles!

Was wäre also das Schlimmste, das Marta nun widerfahren kann? Das Allerschlimmste wäre, wenn sie vergewaltigt werden würde. Doch schützt Angst vor sexuellen Übergriffen? Nein, ganz im Gegenteil.

Ein sexuell Übergriffiger hat selbst Angst, und zwar vor Ablehnung. Das „Nein" einer Frau ist für den sexuell Unterdrückten in einer Situation, in der ihn sein Trieb steuert, das Schlimmste. Also riskiert er erst gar nicht, abgelehnt zu werden, und wird entweder gewalttätig, oder er vergreift sich an einer Frau, von der er keinen Widerstand zu erwarten hat. Das sind in der Wahrnehmung des Täters meist junge, eher ängstliche Mädchen, die unter einer Störung ihres Selbstwertgefühls leiden.[2]

Daher ist Selbstsicherheit das beste Mittel gegen sexuelle Übergriffe. Bei Anti-Vergewaltigungs-Trainings für Soldatinnen wird dies zum Beispiel thematisiert. Vergewaltigungen sind seit jeher eine Kriegswaffe, um die Moral des Feindes zu zerstören. Frauen, die wissen, dass der Serotoninspiegel eines Täters ganz entscheidend für seine Libido ist, können den Triebtäter in Sekundenbruchteilen durch Erwartungsdruck und Kontrolle abwehren. Erwartungsdruck ist das beste Verhütungsmittel.

Je mehr sich ein Mensch dominiert, kontrolliert und bevormundet fühlt, desto geringer ist seine sexuelle Bereitschaft (was übrigens das Hauptproblem bei erektilen Dysfunktionen, der vermeintlichen Impotenz ist). Die Ursache liegt oft einfach nur im Erwartungsdruck, aufgebaut und ausgeübt durch jemandem, dem man emotionale Macht über sich gibt. Eigentlich ist dies ein Liebesbeweis (der Mann will seine Partnerin nicht verletzen), aber gleichzeitig ist es Feigheit vor dem Feind (der Mann fürchtet die Ablehnung durch die Frau).

Bei Marta verschaffte ihre Antwort auf Frage drei den Durchbruch: *Wofür lohnt es sich, das Schlimmste in Kauf zu nehmen?*

Als Erstes machte ich Marta in ihrer Traumreise deutlich, dass die Wahrscheinlichkeit einer Vergewaltigung derart gering ist, dass sich keine Angst davor lohnt und dass die Angst zudem einem Täter sogar emotional die Tür öffnet. Damit war ihr augenblicklich klar, dass der geringste Widerstand zur Entfaltung ihrer Absichten in Gelassenheit und Risikobereitschaft besteht. Ein erwachsener Mensch hat etwas, das ein Embryo, ein Baby und ein Kleinkind (noch) nicht hat: *Zeitempfinden*. Wir können im schlimmsten Fall etwas aushalten und über uns ergehen lassen. Das geht im Tattoo-Studio, das geht bei einem Acht-Stunden-Job am Fließband, das geht bei der Geburtstagsfeier der Erbtante, und das geht beim Zahnarzt. Dann geht es auch, wenn es keine Alternative gibt, zum Beispiel bei einem sexuellen Übergriff. Natürlich ist dies keine wünschenswerte Situation, aber es ist immer noch die bessere Alternative zu einem Leben in Angst und, wie sich bei Marta im Abschlussgespräch herausstellte, mit chronischen Harnwegsinfektionen (damit sie dort keiner mehr grob anfassen durfte).

Es lohnt sich immer, das Schlimmste in Kauf zu nehmen, so war es auch bei Ines, wegen deren Angst eine Frau im Notarztwagen sterben musste.

Ines

Auf die Frage: „Wovor haben Sie Angst?", sagte sie laut, lebhaft und emotional unbeteiligt: „Das weiß ich nicht, vielleicht vor dem Tod?" So ging das einige Minuten. Immer wieder kam von ihr wie eine Gegenfrage: „Tod?" Nun kann ein Mensch aber keine Angst vor dem Tod haben. Zum einen, weil niemand genau weiß, was der Tod ist und ob es ihn überhaupt gibt, und zum anderen, weil wir erst schlechte Erfahrungen mit etwas machen müssen, um davor künftig Angst haben zu können.

Wer schon einmal schlechte Erfahrungen mit dem Tod gemacht hat, lebt nicht mehr. Auch Menschen, die ein sogenanntes Nahtod-Erlebnis hatten – ich kenne einige Dutzend, darunter auch meine eigenen Eltern –, berichten einhellig, dass diese Erfahrung nicht unangenehm, immer schmerzfrei und oft erleichternd, ja sogar faszinierend war.

Ich bleibe dabei: Wir haben keine Angst vor dem Tod, sondern bestenfalls Angst vor Kontrollverlust. Die Angst vor Kontrollverlust war bei Ines so stark ausgeprägt, dass ich beim Coaching mehrmals dachte, es wäre besser, sie wieder nach Hause zu schicken. Sie antwortete auf meine Fragen immer stereotyp: „Weiß ich nicht." Was soll sie bei einem Coach, der auf die emotionalen Fähigkeiten des Klienten angewiesen ist, wenn sich der Klient mit aller Gewalt dagegen wehrt, die Kontrolle abzugeben?

Ein erfahrener Coach kennt das: Die Antwort „Weiß ich nicht" bedeutet immer: Ich will es nicht (noch einmal) wissen! Aber da mein Leitspruch lautet: „Ohne Happy End geht keiner nach Hause!", blieb ich dran und versuchte weiter, der extrem verkopften Ines eine Trance zu ermöglichen. Einerseits, weil sie mich aufsuchte, um von mir Hilfe zu bekommen, andererseits, weil eine Trance hirnphysiologisch ein Zustand des Gehirns ist, der am häufigsten vorkommt. Wenn ein Mensch dauerhaft die emotionalen Aktivitäten unterdrückt, ist er nicht lange lebensfähig. Schlaganfallpatienten wissen, was ich meine. Sie sind es, die ein Leben lang versucht haben, Gefühle zu unterdrücken und mit rationaler Kontrolle das Leben zu meistern, was bei der Komplexität des Lebens schlichtweg absurd ist. In eine Trance zu geraten, war also eigentlich kein Kunststück, doch ich musste mir für Ines etwas Besonderes einfallen lassen.

Da Ines also viel zu kontrolliert war, wie ihre laute, lebhafte Stimmlage verriet, beschloss ich, sie noch viel tiefer „herunterzufahren". Ich sagte: „Schauen Sie bitte auf einen Punkt an der Wand. Sie dürfen auf keinen Fall jetzt schon in Trance gehen." Damit implizierte ich, dass sie auf jeden Fall in Trance gehen wird und es überdies sogar aus Trotz selbst versuchen würde. Ich fuhr fort: „Während Sie an die Wand starren, versuchen Sie bitte, die Kontrolle über Ihren Verstand, Ihr Bewusstsein und Ihre Atmung sowie das Ticken der Uhr in diesem Zimmer zu bewahren." Damit fokussierte ich ihre Wahrnehmung auf die Atmung und überanstrengte ihre Kontrolle. Denn in dem Zimmer tickte keine Uhr. „Sobald Sie das Ticken auch nur leise wahrnehmen, dürfen Sie die Augen schließen!" Wenn sie nun nicht die Augen ewig offen halten wollte, würde sie sich selbst einreden, dass eine Uhr tickt, um endlich die Augen schließen zu dürfen. Der große *Milton Erickson* (1901 – 1980), ein Virtuose der psychologischen Hypnotherapie, hat Dutzende solch trickreicher Trance-Induktionen entwickelt.

Nach etwa einer Minute begannen Ines' Augenlider zu flattern und schlossen sich schließlich. Damit war sie auf dem Weg in eine Arbeitstrance, wie ich das nenne und wie sie für mein Coaching völlig ausreicht. Ich fragte erneut: „Was genau ist das Schlimmste, das Sie in der Kindheit oder Jugend erlebt haben?" Ines' Antwort kam zögerlicher, langsamer und in ruhigem Tonfall. Sie war tatsächlich in Trance.

Im Alter von acht Jahren hatte sie mit ansehen müssen, wie ihr großer Bruder beim Spielen auf einem zugefrorenen See einbrach und ertrank. Sie musste mit ansehen, wie sein

Körper wie ein Schatten unter die Eisdecke glitt und sich im Todeskampf wehrte. Die Achtjährige war erstarrt und zu keiner Handlung fähig. Als Erwachsene ihren toten Bruder bargen, stand Ines noch immer da, es liefen ihr tonlos die Tränen herunter – sie war unter Schock! Durch den Aufruhr, den der Trauerfall nach sich zog, wurde offenbar übersehen, dass Ines durch dieses Ereignis retraumatisiert war und dringend seelsorgerische Betreuung gebraucht hätte.

Ich werde in meiner Praxis mit sehr vielen furchtbaren Schicksalen konfrontiert, oft sind es sehr schreckliche, zum Teil grausame Geschichten. Ich bin seit drei Jahrzehnten Coach und verhelfe meinen Klienten meist zu einer raschen und guten Lösung. Doch angesichts dieses Berichtes wurde mir klar, wieso Ines so unfassbar kontrolliert und eine totale Verdrängerin war. Es lastete ein unausgesprochener Vorwurf auf ihren Schultern: „Du bist schuld am Tod deines Bruders!" Sie kam zu mir, in der tiefen Hoffnung, ihre Seele davon befreien zu können. Dass sie wieder normal Auto fahren wollte, war nur vordergründig ein Motiv. Ganz verborgen in ihr wusste sie genau, was ihr Leben gefangen hielt.

Mir fiel ein, dass dies auch der Grund war, warum sie am Anfang unserer Sitzung immer wieder sagte, sie habe Angst vor dem Tod. Damit war nicht ihr eigener Tod gemeint, sondern der des Bruders. Genauer gesagt, die daraus resultierende Ohnmacht und die Schuldgefühle waren es. Das Unterbewusstsein hatte mit der Antwort: „Der Tod" bereits einen Hinweis geben wollen. Manchmal lohnt es sich auch für einen „alten Hasen" wie mich, ganz genau hinzuhören, was die Klienten sagen – jedes Wort kann dabei ein Hinweis sein.

Ich entdeckte noch ein ursprüngliches Trauma vor Ines' Geburt: So wusste Ines' junge und überforderte Mutter damals beim Einsetzen der Wehen nicht, was sie nun tun sollte, und musste mit Blaulicht ins Krankenhaus gebracht werden. Das ist eigentlich nichts besonders Dramatisches. Es erklärt aber, wodurch Ines das Reaktionsmuster erworben hat.

Man muss nicht immer als Embryo in Lebensgefahr geschwebt haben, um ein Angstmuster zu entwickeln. Wenn ein eindrückliches Erlebnis diese kleine Vertrauenserschütterung von damals bestätigt, so kann dadurch eine massive Angststörung entstehen. Natürlich auch umgekehrt: Wenn man als Baby in akuter Lebensgefahr war, dann reicht oft eine Kleinigkeit, um diese seelische Wunde wieder aufzureißen. In meinen Ausbildungen nenne ich das die „Hundert-Prozent-Regel". Sie besagt, dass Urtrauma und Trigger in der Summe zusammen immer 100 Prozent der subjektiven Traumaschwelle erreichen müssen, damit sich das Verhalten ändert.

Bei einem emotionalen Eindruck von zehn Prozent der Traumaschwelle kann erst ein weiteres Ereignis von neunzig Prozent emotionalem Eindruck ein traumatisches Muster schaffen. Aber bei einer Erfahrung, die neunzig Prozent der emotionalen Eindruckstiefe ausmachen, bedarf es nur noch eines kleinen Anstoßes von zehn Prozent, und die Annahme der Wiederholbarkeit einer Katastrophe ist bestätigt. Auch viele kleine Retraumatisierungen können insgesamt die 100-Prozent-Grenze erreichen.

Diese kleine, aber bedeutende entwicklungspsychologische Besonderheit wird in der gängigen psychotherapeutischen Praxis oft unterschätzt oder gar übersehen. Meist wird nach einer katastrophalen Ursache in der biografischen und zeitlichen Nähe des Symptomausbruchs gesucht. Doch hier hat der Mensch häufig schon sein entwickeltes Zeitempfinden. Daher findet man nicht selten nur scheinbare Lappalien, wie einen Sportunfall, Liebeskummer im Teenageralter oder den Tod von ferneren Verwandten. Warum aber solche

Dinge einen krank machenden Einfluss auf den Patienten haben, wird meist nicht beantwortet. Oft zuckt der Psychiater mit den Schultern oder runzelt die Stirn und verschreibt ein Medikament – dabei wäre eine echte Therapie durchaus machbar.

Die Erklärung der Antwort auf die zweite Frage verstand Ines sehr gut: Was ist das Schlimmste, was passieren kann? „Naja, dass wieder jemand stirbt". Da Ines keinen vorsätzlichen Mord begehen wollte, ist sie moralisch abgesichert. Wir haben keine Verantwortung für andere Menschen, es sei denn, wir haben sie von uns abhängig gemacht. Ein Mensch kann nicht garantieren, dass man sich auf seinen Rat und sein Handeln ungeprüft verlassen kann. Die Mutter hatte die Verantwortung für das Leben ihres Sohnes, denn sie hat das Kind bekommen. Der Vater hatte vielleicht die Verantwortung für das Leben der Frau, die er geschwängert hatte, denn sie könnte bei der Geburt sterben – aber für das Leben des Kindes kann er nicht die Verantwortung übernehmen, dafür müsste er den Körper der Mutter steuern, was absurd ist.

Nach der Geburt hat das Kind zunehmend selbst die Verantwortung für sich, was entwicklungsgeschichtlich kein Problem darstellt. In den Slums von Mumbay oder Rio de Janeiro zeigt sich, dass vierjährige Kinder als Vollwaisen überlebensfähig sind. Diese Kinder leben auf Müllkippen der Großstädte und überleben dennoch. Sie ernähren sich von essbaren Abfällen und unterstützen sich gegenseitig bei der Suche danach. Das ist zwar keinesfalls angenehm oder erstrebenswert, aber es funktioniert!

Das ist ein ganz wichtiger Aspekt im Coaching. Wir sind in fast allen leistungsorientierten Kulturkreisen in irgendeiner Weise abhängig, ohne dass jemand tatsächlich die Verantwortung für uns übernimmt. Man stellt uns Bedingungen, gibt uns Schulnoten und erlässt Hygiene- und Ernährungsregeln. Aber auch wenn wir diese erfüllen, garantiert das noch kein zufriedenes Leben in Wohlstand und Gesundheit! Eltern sollten bestrebt sein, dass die Kinder schnellstmöglich unabhängig werden, sie sollten sie in ihrer Eigenständigkeit fördern, damit sie erwachsen werden können, ohne hilfsbedürftig zu sein, und damit sie selbstbestimmt und in hoher Lebensqualität leben können. Doch meistens sind Eltern unbewusst Erfüllungsgehilfen für ein Leben in Angst.

Ines jedenfalls konnte diesen Punkt schnell für sich begreiflich machen und antwortete lachend auf die Frage Nummer drei, wofür es sich in Kauf zu nehmen lohnt, dass sie zu Unrecht für den Tod eines Menschen beschuldigt wird: „Ob vor oder hinter einer roten Ampel – tot ist tot." So makaber das klingt, aber das ist wirklich für sie die Lösung gewesen.

Wenn wir schon etwas tun, dann sollten wir auch davon überzeugt sein, dass es für uns in dieser Situation das Richtige ist, das wir guten Gewissens verantworten können. Wenn man schon auf den moralischen oder juristischen Scheiterhaufen kommt, dann bitte nicht aus Feigheit. Denn Angst schützt nicht vor dem Tod. In einem sogenannten Triggertest, in welchem ich Ines noch einmal emotional in die befürchtete Situation führte, blieb sie sehr entspannt und konnte sich vorstellen, künftig wieder Auto zu fahren – was sie nach ein paar Tagen auch mit Erfolg tat.

Jörg

Bei Jörg schien es zunächst etwas komplizierter zu sein. Der Auszubildende kam nicht etwa wegen seiner „Aufschieberitis" zu mir, sondern wegen eines ganz anderen Problems. Er hatte eine chronische Bronchitis, die trotz gründlicher ärztlicher Behandlung einfach nicht verschwand. Meist haben Atembeschwerden mit einem Geburtstrauma zu tun. Bei der Abnabelung bekommen Babys einen Atemimpuls, husten das Fruchtwasser, mit dem die Lungen gefüllt sind, aus und atmen selbstständig.

Noch bis vor fünfzehn, zwanzig Jahren pflegten klinische Geburtshelfer ein Kind an den Füßen hochzuhalten, ihm einen Klaps auf den Po zu geben und mit diesem einen Impuls zu geben, dass das Baby das Fruchtwasser aus den Atmungsorganen durch heftiges Weinen herausbefördert. Heute wird in der modernen Gerätemedizin das Wasser mittels eines Tubus abgesaugt. Der Vorteil für die Klinik ist die differenzierte kassenärztliche Abrechnungsfähigkeit dieser medizinischen Leistung. Der Nachteil für das Baby ist das Zusammentreffen zweier Reize: der Atemwegsreizung und der (ärztlichen) Bevormundung, ganz abgesehen von der dabei auftretenden Infektionsgefahr.

Unsere Atmungsorgane haben eine symbolische Entsprechung zum Thema Freiheit. „Frei durchatmen", „über den Wolken fliegen", „vor Wut in die Luft gehen" – das sind alles Dinge, die unterbewusst mit Ungebundenheit zu tun haben. Doch bei Jörg war es etwas komplizierter. Ein paar Stunden vor seiner Geburt blieben plötzlich die Wehen aus, und nach einer Weile beschloss das Geburtshelferteam, das Baby per Saugglocke zu holen.

Aufgrund irgendwelcher Komplikationen beschloss man, der Mutter ein Narkosemittel zu verabreichen, welches allerdings via Nabelschnur ebenso das Baby mit betäubte. Hierdurch blieb Jörg ohne Atemimpuls und wurde nach der Geburt nicht nur abgesaugt, sondern zudem künstlich beatmet – was noch weit stärker die Bronchien reizt. Der künftige Auslöser für die Bronchitis war die subjektive Wahrnehmung der Bevormundung. Und das wiederum erklärt seine Prokrastination, umgangssprachlich „Studentensyndrom" genannt. Dabei handelt es sich um eine Arbeitsstörung, die häufig bei selbstgesteuerten, also führungsreduziert arbeitenden Menschen auftritt (z. B. Studenten, Anwälte, Journalisten, Lehrer). Durch den nicht vorhandenen Druck fehlt die Relevanz zum Fertigstellen einer begonnenen oder angestrebten Tätigkeit.

Jörgs Dilemma war, dass er sich einerseits nicht bevormunden lassen wollte, andererseits aber durch „Führung", also massive Geburtshilfe zur Welt gekommen ist. Sein Verhalten, möglichst alles vor sich herzuschieben, war eine Paradoxie; so lange frei sein wollen, bis dass das Schicksal ihn zu Ergebnissen zwingt. Seine Angst bezog sich darauf, eine falsche Entscheidung zu treffen, die ihn, ähnlich wie bei der Geburt, in die Stagnation zwingt. So jedenfalls stellte sich damals der Fall dar. Wofür lohnte es sich für Jörg, das Schlimmste in Kauf zu nehmen? Eine Lösung bestand für ihn in der Erkenntnis, dass es sich auf jeden Fall lohnt, rechtzeitig anfallende Arbeiten zu erledigen, um weiteren Kontrollverlust zu vermeiden. Man kann ja nie wissen, ob nicht wieder einmal in letzter Minute ein Plan geändert werden muss, wie im Fall des durch Wurmfraß unbrauchbar gewordenen Holzes.

Wie sich Strom und Wasser stets den Weg des geringsten Widerstands suchen, so wählt das Unterbewusstsein die stressfreie Alternative zur Verwirklichung.

Was Menschen aus Angst tun

Was ist der Grund, warum ein Mensch trotz Lungenkrebs weiter raucht? Warum eine Frau, die von ihrem Partner geschlagen wird, dennoch bei ihm bleibt, oder warum jemand, obwohl er begabt und intelligent ist, keinen Job bekommt?

Es ist das Vermeiden von Stresshormonen. Es geht immer wieder um die gleiche Sache, nämlich die Angst vor Kontrollverlust. Menschen, deren größter Stress darin besteht, allein gelassen zu werden, etwa durch ein Trennungstrauma, nehmen fast alles in Kauf, um nur ja nicht abgelehnt zu werden. Da denkt man, jemand heiratet aus Liebe, dabei heiratet er aus Angst. Da Angst Liebe verhindert, weil sie nicht bereichert, sondern fordert, gibt es nach einer Weile ein böses Erwachen. In meinem Buch „Artgerechte Partnerhaltung" habe ich das Phänomen des pränatal abgegangenen Zwillings und dessen traumatisierende Folgen für den überlebenden Embryo beschrieben. Diese Menschen haben meist ein Leben lang Angst vor der Wiederholung der Todesangst, die im Mutterleib durch die Toxine, die beim Vergehen des abgestorbenen Zwillings frei werden, hervorgerufen wurde.

Auch bei der Trennung vom Partner ist häufig Angst der Grund. Aus der Scheu vor Konflikten, also der Angst vor Zurückweisung, trennen sich Menschen, obwohl sie eine große Chance zu einer erfüllenden Partnerschaft hätten – gäbe es da nicht die alles zerstörende Angst. Ich kenne einen Mann, der sogar einen Mord begangen hat, nur um von seiner Freundin nicht abgelehnt zu werden. Ein anderer tötete aus Wut über einen erlittenen Betrug. Der Grund dafür war das fehlende Selbstvertrauen, die Ohnmacht, also die Angst, dieses Problem konfliktfrei zu lösen. Dennoch kann jedes Trauma, und sei es noch so verborgen, mit den drei Fragen aufgelöst werden.

Ein großes Problem bei der Angsttherapie ist allerdings, dass die Betroffenen kaum für möglich halten, dass ihre Angst keine Dummheit oder Krankheit ist, sondern eine logische und intelligente Ursache haben, die allerdings sehr weit in der Vergangenheit zu suchen ist – meistens in der vorgeburtlichen Zeit!

Auch Tierquäler, Kinderschänder, Selbstmordattentäter oder Auftragsmörder handeln aus dem Gefühl der Machtlosigkeit heraus. Es ist immer das Gleiche! Ein Mensch, der das Gefühl hat, zum Beispiel durch Liebesentzug oder Strafe, Verrat, Schuldzuweisung oder Demütigung eingeschränkt zu sein, wird entweder in die Defensive gehen und auf seine Rechte schmollend verzichten oder er geht in die überkompensierende Offensive und versucht mit Gewalt auszugleichen, was er erlitten hat. Dennoch ist und bleibt die Lösung denkbar einfach: Gib einem Menschen, was er wirklich will, und er tut alles für Dich!

Wer sich verstanden fühlt,
hört sofort auf zu kämpfen!

Würden wir versuchen, mit dem üblichen Rache-, Strafe-, Buße-Repertoire auf die oben genannten Beispiele zu reagieren, würden wir Gefahr laufen, dass der Opponent es uns bei Wiedererstarken heimzahlt. Dieses „Wie-du-mir,-so-ich-dir-Muster" findet man auf sämtlichen Kriegsschauplätzen der Erde.

Einen Krieg beendet man nicht mit Kampf,
sondern mit Frieden.

Doch dazu bedarf es der Angstfreiheit der friedensführenden Partei!

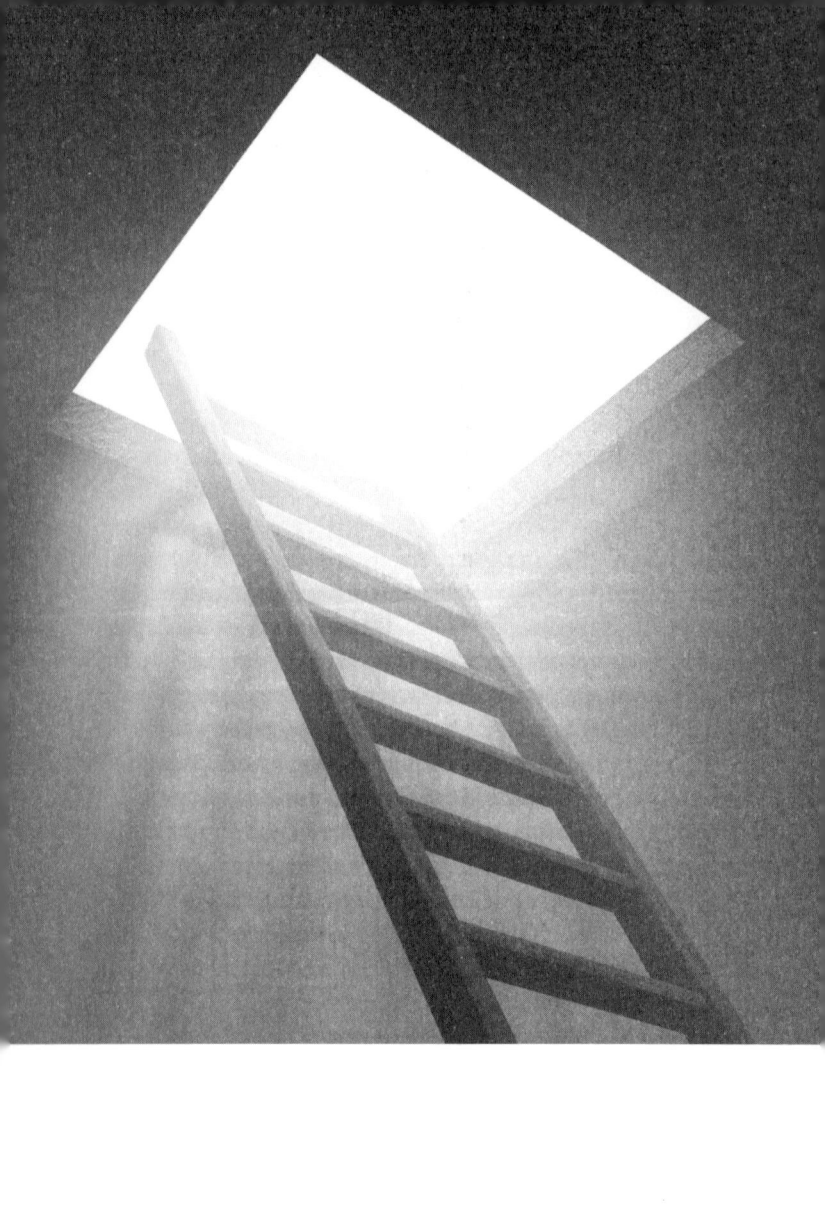

Angstfrei durch Selbstcoaching

Frieden kann man übrigens, ebenso wie Krieg, einseitig und von sich aus erklären, damit er vollzogen wird. Eigentlich muss man dafür nur über seinen Schatten springen und sich etwas überwinden. Hierzu folgendes Beispiel von der Leserin *Maria B.,* die allein mit meiner Audio-CD ein Selbstcoaching durchführte.

Fallbeispiel: Ungewolltes Kind – unerwünschte Schwester
*Ich hatte Mittwoch ein Reframing und einen Aha-Effekt, ein ir-
res Gefühl! An diesem Morgen ging ich durch einen verschneiten
Wald spazieren. Seit Tagen war ich völlig durcheinander und sehr
schlecht drauf, weil meine Mutter im Sterben lag und das Verhältnis zu meiner Schwester sehr angespannt ist. Sie nervt mich
tierisch.*

*Ich hatte meinen mp3-Player in der Jackentasche und über-
legte hin und her, was ich mir anhören könnte, was mich herun-
terbringen könnte. Während ich noch überlege, höre ich schon die
Stimme von* Andreas Winter *auf der CD „Heilen durch Erkenntnis" und dachte, nun gut ...*

*Bis dahin hatte ich mir das Stück nie komplett angehört, weil
man aufgefordert wird, dem Coach zu antworten, also mit der CD
zu sprechen, das war mir immer zu doof. Da ich aber die Tage davor innerlich so aufgewühlt war, dachte ich mir, bei dem Wetter ist
ohnedies keiner im Wald unterwegs, machst du das einfach mal.*

*Irgendwann wurde der Hörer dann aufgefordert, zu beschrei-
ben, was los sei. Mir fiel wie so oft meine Schwester ein, die mich
klein hält, bevormundet und kontrolliert. Die Erinnerungen waren so heftig, dass sie in mir ein Beben im Magen auslösten. Mein
Herz raste und klopfte, dass es herauszuspringen drohte, hinzu
kam auch noch ein Husten. Bislang war ich bereits wütend und
eingeschüchtert, wenn ich nur eine SMS oder einen Anruf von
meiner Schwester bekam. Ich dachte: „Was will sie denn schon
wieder von mir?"*

*Ich hörte weiter die CD an und achtete darauf, welches Ge-
fühl dies in mir auslöst, dachte etwas nach ... und dann kam
ganz klar: Panik, pure Panik! Aber warum? Dann kamen nach
und nach Bilder, die ich schon in den letzten Tagen hatte, als sie
mich gegängelt, geärgert, erpresst und bedroht hatte (sie ist elf
Jahre älter als ich). In der Erinnerung spüre ich, wie sie mich in*

dem Kissenbezug die Treppe hinunterschubst, mich im Bettkasten einsperrt, um zu sehen, wie lange ich Luft bekomme. Da war ich erst drei oder vier Jahre alt. Diese Quälerei wurde dann als Kinderstreich *abgetan. Aber für mich war es die Hölle. Meine Schwester war da schon 14 oder 15 Jahre alt. Ich konnte mich nicht an ihr Gesicht erinnern, aber sie war es definitiv. Und dann wurde mir klar, dass ich nur diese Bruchstücke* sehen kann ... *sonst habe ich keine bewusste Erinnerung an sie, als ich klein war.*

Dann erinnerte ich mich an eine Situation, als meine Mutter am Kopfteil meines Bettes kauert und Angst hat, und mein Vater steht vor ihr und schreit sie an, vielleicht wollte er sie auch schlagen. Er war offenbar wieder betrunken und laut ... und ich war zu dem Zeitpunkt etwa vier oder fünf Jahre alt. Ich bin aufs Bett gesprungen und habe ihm mit einem Kleiderbügel aus Eichenholz auf den Kopf geschlagen und geschrien: „Tu meiner Mama nicht weh! Lass meine Mama in Ruhe!" Ich hatte keine Angst vor ihm, nur Wut, und er hat von ihr abgelassen, und danach hat sie fürchterlich geweint ... und ich habe mich gefragt, warum sie jetzt so weint, wo es doch vorbei ist?

Dann dachte ich daran, dass es gar keine Schwangerschaft-Fotos von mir gibt, zumindest habe ich nie welche gesehen ... dann erinnerte ich mich daran, dass meine Tante mir einmal erzählte, dass Mama sie damals angerufen und ihr gesagt habe, dass sie schwanger sei, und dabei habe sie fürchterlich geweint. Aber meine Tante habe nur gesagt: „Ach, freu dich doch!" Aber was wäre gewesen, wenn meine Mutter meinen Vater verlassen wollte, weil er immer wieder trank und ihr Angst machte? Und sie Angst hatte, dass sie mit zwei Kindern und einem Baby gar nicht von ihm wegkäme? Und wenn sie in der damaligen Zeit Angst hatte, mit 41 noch ein Baby zu bekommen, 11 Jahre nach der letzten Schwangerschaft?

Mir wurde schlagartig klar, dass ich gar nicht gewollt, dass ich ein Unfall war, dass ich nicht willkommen war. Deshalb gibt es auch kein Foto von meiner Mutter, als sie mit mir schwanger war.

Und dann ging meine Erinnerung immer weiter zurück, und ich wusste nicht, ob es sich nur um meine Fantasie handelte oder ob es echte Erinnerungen waren. Mir wurde klar, dass meine Schwester mich auch nicht wollte. Sie wollte mit 10 Jahren kein Geschwisterchen mehr, sie wollte die Kleine bleiben. Das waren die Impulse, die die CD in mir auslösten: Meine Mutter wollte mich nicht, und meine Schwester auch nicht. Mutter hat irgendwann einmal erwähnt, dass es eine ruhige Schwangerschaft gewesen sei. Kein Wunder, dachte ich, ich habe ja auch keinen Mucks von mir gegeben, und dann stieg die gleiche Panik wie am Anfang wieder in mir noch. Panik: Ich wollte gar nicht raus aus dem Bauch. Ich wollte nicht zu denen da draußen. Dann fiel mir ihr Spruch wieder ein, den sie vor Kurzem von sich gab: „Wer hätte das gedacht, dass aus dir doch noch mal was wird?!" Das war für mich wie ein Schlag ins Gesicht! Zunächst hatte ich den Satz gar nicht verstanden und nur gedacht, wie kann die so etwas zu mir sagen?

Mittlerweile denke ich, dass sie es eher anerkennend meinte, dass aus mir etwas geworden ist, obwohl sie mich nie gefördert hat. Da musste ich mitten im Wald plötzlich fürchterlich weinen, aber nicht, weil ich traurig war, sondern vor Erleichterung. Und dann kam noch mal das Bild in mir hoch, warum Mutter damals so geweint hatte, weil meine Geschwister, wenn Papa rumbollerte, wegliefen und zu Oma flüchteten. Aber ich, die Mutter eigentlich gar nicht mehr bekommen wollte, ich war die einzige, die ihr zur Seite stand und sie beschützte. Und deshalb hat sie so geweint, weil sie ein unglaublich schlechtes Gewissen hatte und Schuldgefühle. Und dann versiegten meine Tränen, und der

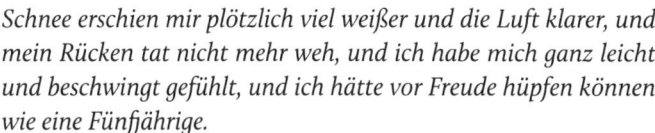

Schnee erschien mir plötzlich viel weißer und die Luft klarer, und mein Rücken tat nicht mehr weh, und ich habe mich ganz leicht und beschwingt gefühlt, und ich hätte vor Freude hüpfen können wie eine Fünfjährige.

Dann habe ich am Nachmittag mit Mutters Foto gesprochen und ihr gesagt, dass es okay wäre – wenn sie nicht mehr leben will, dann soll sie loslassen und gehen. Und genau in der Zeit ist sie dann auch eingeschlafen! Zwei Stunden später rief mich meine Schwester an, um mir zu sagen, dass Mutter tot ist. Sie sei ganz friedlich eingeschlafen.

Mein Aha-Effekt hat jedenfalls wirklich nachhaltig etwas gebracht. Ich wundere mich noch immer.

Gestern klingelte wieder fünf- oder sechsmal das Telefon. Doch diesmal konnte ich mit ganz ruhigem Gefühl das Gespräch entgegennehmen. Die Panik ist weg! Ich habe meiner Schwester meine Meinung zu dem gesagt, was sie mit mir besprechen wollte, und es war gut.

Und plötzlich ist der Spieß umgedreht! So hat beispielsweise meine Schwester die Traueranzeige getippt und sie mir zum Korrekturlesen geschickt! So etwas hat sie noch nie getan. Sonst war ich immer für die „niederen" Arbeiten zuständig, und sie hat alles wieder verworfen. Diesmal war es anders herum. Aber ich hatte keine Revanchegefühle dabei. Ich habe einfach nur die Rechtschreibung korrigiert und einige Anmerkungen zum Text gemacht und es ihr zurückgeschickt. Was sie davon übernimmt, ist mir gleichgültig.

Einige Tage später schickte sie mir noch eine SMS: „Der Pastor hat angerufen: Wir sollen ihm mitteilen, was Mama wichtig war in ihrem Leben, Hobby, Arbeit usw. Ich möchte es ihm bis zum Wochenende mailen. Also denk einmal nach!" Mein Freund, der unsere Streitigkeiten zur Genüge kennt, argwöhnte: „Da hast du es! Von wegen, es ist vorbei! Die dirigiert schon wieder!"

Doch ich beschwichtigte ihn und sagte: „Na und... denk einmal mit! Vielleicht fällt dir ja zu Mama auch noch etwas ein?" Im Anschluss daran haben wir meiner Schwester eine ellenlange SMS geschickt, mit allem, was uns eingefallen ist. Denn im Gegensatz zu ihr fällt uns was ein. Ich denke, ich habe ihr einfach das gegeben, was sie wollte. Ich habe einfach einmal getan, was die Große *verlangt. Damit breche ich mir kein Zacken aus der Krone, und ich hab meine Ruhe. Seither ist das Verhältnis zu ihr irgendwie viel entspannter. Der Stress ist total verschwunden. Ich habe völlig losgelassen.*

Soweit der Bericht von Maria. Bis heute bleiben nach eigenen Angaben ihre Panikattacken aus. Frieden schließen lohnt sich offenbar!

Audio-CD „Was deine Angst dir sagen will"

Für das Hörbuch habe ich eine Coaching-Traumreise entwickelt, bei der die bildhafte Erlebnisfähigkeit genutzt wird, um den eigenen Ängsten und Blockaden auf die Spur zu kommen. So kann ich Sie „an die Hand nehmen", um herauszufinden, was hinter Ihrer Angst steckt und wie wir sie gemeinsam loswerden können.

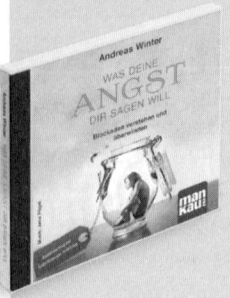

Andreas Winter
Was deine Angst dir sagen will
Blockaden verstehen und überwinden
Audiocoaching mit Selbsthypnose-Anleitung

1 Audio-CD, Jewelbox,
Gesamtdauer ca. 70 Min.
15,- € (A/D), ISBN 978-3-86374-332-1

Auch als Download erhältlich!

Warum sich Angst nicht lohnt

Abgesehen davon, dass Angst immer eine Ursache hat, die weit in der Vergangenheit liegt – meist steckt ja ein Kindheitstrauma dahinter –, so gibt es auch eine Menge Ängste, die niemand zu haben bräuchte, wenn er genug darüber wüsste und entsprechend informiert wäre. Im Folgenden einige Beispiele von Ängsten, die man allein durch Aufklärung loswird:

Angst vor Krebs

Sie ist unnötig. Tumore wachsen nur dort, wo das gesunde Körpergewebe durch oxidativen Stress geschädigt wurde, und entsäuern dieses absterbende Gewebe. So wird verhindert, dass sich zu viele Giftstoffe im Körper verteilen und man ernsthaft krank wird. Der Tumor ist wie eine Art Abfalleimer in der Küche: Entfernt man ihn, liegt der Müll in der Küche herum.

Die eigentliche Krankheit ist also nicht der Krebs, sondern das, was ihn erzeugt hat. Tumoren verschwinden von allein, wenn man den Grund ihres Wachstums aufgelöst hat und dieser Grund Angst war. Übrigens können Sie an einem Tumor nicht sterben, genauso wenig, wie Sie eine Chemotherapie heilt, sondern lediglich Zellen tötet. Zum Tode führen entweder das Organversagen aufgrund von Zellschädigungen oder die Folgen der medizischen Therapie.[3]

Angst, verlassen zu werden

Diese Angst ist ebenfalls sinnlos. Machen Sie sich kurz bewusst, dass ein Mensch, der Ihnen mit Verlassen droht, Sie nicht etwa liebt, sondern manipuliert. Sobald Ihnen das klar ist, fällt Ihnen eine Trennung viel leichter. Laufen Sie nicht jemandem hinterher, der Ihre Gefühle misshandelt, es gibt Hunderte Menschen in Ihrem Umfeld, mit denen Sie glücklich sein könnten.

Angst vor Arbeitslosigkeit

Auch sie ist absolut unnötig. Es gibt wirklich genug Arbeit. Warten Sie nicht darauf, dass man Ihnen Arbeit gibt, sondern machen Sie sich für diejenigen nützlich, die das brauchen, was Sie sind und was Sie können. Wenn Sie für etwas bezahlt werden wollen, was Sie nicht können oder was unnütz ist, sollten Sie vielleicht etwas an Ihrer Einstellung zu dieser Gesellschaft ändern. Wenn jemand Sie aus seiner Firma wirft, dann sollten Sie froh darüber sein, dass er Ihnen diese Entscheidung abgenommen hat, denn dann waren Sie dort fehl am Platz.

Angst vor Verlust durch Tod

Auch diese Angst brauchen Sie nicht zu haben. Jemand, dessen Körper tot ist, ist noch lange nicht weg. Sie können jederzeit mit ihm kommunizieren. Denken Sie einfach intensiv an den Verstorbenen, und vertrauen Sie Ihren eigenen Gedanken – Ihr Gehirn kann über die Zirbeldrüse mehr, als Sie in der Schule gelernt haben! Außerdem ist es auch nicht verboten zu sterben. Wenn Lebendigsein für die Psyche keinen Sinn mehr macht, ist das Leben zu Ende. Wenn Sie jemanden aus Angst vor dem Verlust zum Leben nötigen (etwa Ihre im Sterben liegende Mutter), laufen Sie Gefahr, durch diesen Druck ein friedliches Ableben zu verhindern und den Tod in einen K(r)ampf zu verwandeln.

Angst vor Krieg

Dies ist etwas schwieriger, weil Kriege ja in der Regel nicht zufällig, sondern ganz gezielt von Herrschaftssystemen geführt werden, die tatsächlich ein Interesse daran haben, dass wir in Bedrängnis geraten. Dennoch lohnt es sich nicht, Angst davor zu haben, zumal das einen König, Papst oder Diktator ohnehin nicht sonderlich beeindrucken würde. Und wenn Sie sich an die weihnachtliche Schützengrabenszene von 1914 in der belgischen Stadt Ypern erinnern, als deutsche und britische Soldaten zusammen Weihnachtslieder sangen, statt befehlsgemäß aufeinander zu schießen, dann wissen Sie auch, dass Kriege nicht von Menschen *ge*führt, sondern nur *aus*geführt werden. Geführt werden sie von menschenverachtenden Systemen.

Angst vor Homosexuellen

Homophobie bzw. die Angst vor allem „Unmännlichen" hat in der Geschichte entsetzlich viel Leid unter die Menschheit gebracht. Gefängnisstrafen, ja sogar Todesstrafen für Homosexuelle gibt es in einigen „Kulturen" noch immer! Hart sein, stark und durchsetzungsfähig, bloß nicht verweichlicht und schwul! Diese Angst ist übrigens keine reine Männerangst, auch viele Frauen glauben, „tough" sein zu müssen. Erzeugt wird dieser Terror meist durch brutale Gewalterfahrungen der Väter, die ihre Kinder mit einer Art „Härtetraining" davor bewahren wollen, Schwäche zu zeigen! Wer „soft" ist, schwebt in Gefahr, so lautet der falsche Glaubenssatz.

Dabei wird übersehen, dass in einer bedrohlichen Welt voller Herausforderungen und Gefahren nicht etwa die eisenharten Schläger die Gewinner sind, sondern diejenigen, die ganz souverän und selbstsicher die meiste Unterstützung bekommen, weil sie ihre Verletzbarkeit eingestehen und zeigen. Die homophobe Erziehung erzeugt zumeist das genaue Gegenteil: verstörte und verängstigte Krankheitsanfällige, die ein gefundenes Fressen für die Medizinindustrie sind. Machos sind kinderleicht manipulierbar, Selbstsichere nicht.

Sie sehen, Angst ruft das Problem, vor dem sie Sie bewahren soll, meist erst hervor. Also ist es allemal besser, angstfrei zu sein und dann, wenn einmal ein Problem auftaucht, zu entscheiden, wie Sie damit umgehen.

ANGSTFREI DURCH SELBSTCOACHING

Wie am Anfang des Buches bereits ausgeführt, rauchen und trinken Menschen aus Angst und nehmen aus Angst zu. Die Angstindustrie lehrt uns, Angst zu haben und uns hilflos zu fühlen. Im Fernsehen sehen wir Filme, in denen Menschen ihre Probleme niemals mit Verständnis lösen. Selbstständig, unabhängig und souverän – dieser gefährliche Gedanke darf am besten gar nicht erst aufkommen. So gut wie immer scheint es völlig normal zu sein, dass Menschen eifersüchtig, diszipliniert, obrigkeitshörig und aufmerksamkeitsdefizitär sind.

Im Internet gibt es Videos von massenhaft versammelten bärtigen Männern im Kaftan, die herumbrüllen, Horden von oberkörperfreien Männern, die sich brüllend auf die Brust trommeln – wenn man einmal genau hinsieht, wird man feststellen, dass diese Videos in der Regel recht professionell aufgenommen sind, also nicht etwa zufällig von einem Amateur gefilmt wurden. Doch genau diesen Anschein wollen sie erwecken. Die Brandschatzungen in Paris und die Übergriffe in der Silvesternacht in Köln, Hamburg und weiteren Städten könnten auch ein organisiertes Werk der Angstindustrie sein, denn wenn es ein Gesellschaftsphänomen wäre, müsste dergleichen doch viel häufiger vorkommen. Über 1.200 Fälle von tätlichen Übergriffen (mit bislang nur vier Verurteilungen) ohne vorherige Anbahnung und ohne Wiederholung bei ähnlichen Anlässen sieht schon ein wenig verdächtig aus.

Echte Gesellschaftsphänomene beginnen klein und unorganisiert und steigern sich in Teilnehmerzahl und Intensität, wie etwa die Montagsdemos, die Love-Parade usw. Wenn etwas sofort und vollkommen, ohne Zwischenstufen und dann aber nur ein- oder zweimal auftaucht, so ist das meist die Handschrift von Profis. Es gibt da sogar einen politischen Fachausdruck dafür: „False flag operation" nennt man die Aktionen, mit denen ein verborgener Dritter zwei Parteien gegeneinander mit Angst und Terror aufeinanderhetzt. Der Brand Roms durch Kaiser Nero, der Reichstagsbrand und der Einsturz des World Trade Centers stehen im Verdacht, zu solchen Angriffen unter falscher Flagge zu gehören. Ob nun reine Spekulation oder historische Fakten – solche Ereignisse spielen leider immer wieder speziellen Interessen und Lobbys in die Hände, weil aufgrund solch schrecklicher Vorfälle Menschen sich ängstigen und somit zu allem bereit sind, die Angst wieder zu bannen. Jedem noch so überzogenen Rüstungsetat wird widerspruchslos zugestimmt, selbst wenn darunter das Gesundheitswesen, die Bildung, die Kultur und die Umwelt- und Energieforschung leiden. Das ist künftig hoffentlich nicht mehr so einfach möglich, denn die moderne psychologische Forschung verhilft dazu, Angst endgültig zu bannen.

Die drei Schlüsselfragen zur Angstfreiheit sind:
❶ Wovor genau hast Du Angst?
❷ Was musst Du für das Ziel in Kauf nehmen?
❸ Wofür lohnt es sich?

Die Fragen selbst sind nicht das große Problem, sondern die präzisen Antworten. Es gibt bereits eine *Coaching-DVD*[4] von mir, die genau diese Punkte darstellt und Lösungen aufzeigt. Auch mit meiner Audio-Coaching-CD „Was deine Angst dir sagen will" (vgl. Seite 110) können Sie die Auflösung Ihrer Angstursachen bequem und effektiv unterstützen. Die Erfolgschance ist nahezu absolut, die tatsächliche Erfolgskurve hängt von der emotionalen Relevanz der Antwort auf Frage drei ab. Ist diese nicht so hoch, das Ziel nicht so wichtig, bleibt es beim Symptom.

Kommen wir im Folgenden zu einer Zusammenfassung der Ursachen und Lösungen unserer angstbedingten Alltagslasten.

Fernsehen macht Angst – und dick

Die Erforschung der Psychosomatik lehrt uns, dass jeder relevante Gedanke sich körperlich auf mehr oder weniger deutliche Weise niederschlägt. Neurotransmitter sind dabei jene biochemischen Stoffe, die vom Körper gebildet und ausgeschüttet werden, um die Kommunikation der Nervenzellen untereinander zu gewährleisten, indem die Informationen in elektrische Impulse umgewandelt werden. Dadurch verändert sich das Aktionspotenzial an den Kontaktstellen (Synapsen), um die Kommunikation der Nervenzellen untereinander zu gewährleisten, indem die Informationen in elektrische Impulse umgewandelt werden.

Sei es etwa, dass Ihnen ein Autounfall Herzrasen beschert, indem Ihre Nebennieren Adrenalin, das Stresshormon, ausstoßen, sei es, dass Sie bei einem langweiligen Fernsehfilm einfach einschlafen, weil Serotonin und andere Ihre Kreislaufaktivität regelrecht *herunterfahren*, oder sei es, dass Sie vor lauter Endorphin Ihren grippalen Infekt nicht bemerken, weil Sie bis über beide Ohren verliebt sind.

Nun gibt es aber auch eine Vielzahl an Botenstoffen oder Hormonen, die nicht nur das Verhalten oder Empfinden steuern, sondern direkt und unmittelbar auf den Körper und seine Erscheinung wirken. So tragen Carnitin, Somatotropin und Testosteron zum Aufbau und Wachstum unserer Muskeln bei. Melanin färbt Augen, Haut und Haare und Vasopressin regelt die Nierenfunktion und den Blutdruck. Diese Substanzen werden natürlich, genau wie Adrenalin, Endorphin und Serotonin, nur auf Anforderung ausgestoßen. Gibt es keinen Befehl zur Ausschüttung der Neurotransmitter, dann geht alles seinen physiologisch unauffälligen *Gang*. Ein solcher Befehl etwa zum Muskelwachstum kann entweder durch Mus-

kelanspannung beim Training zustande kommen oder eben
durch den authentischen Gedanken daran – das macht für die
Hormonproduktion keinen Unterschied!

Wenn Sie eine Weile lang fernsehen, wird Ihr Gehirn in
einen Zustand versetzt, in dem Sie emotional sehr aufnahme-
bereit sind. Das ist der sogenannte Alpha-Wellen-Zustand. In
diesem Betriebsmodus ist das Gehirn etwas langwelliger ge-
taktet als im normalen Wachzustand, und in diesem finden
auch Hypnosesitzungen statt, in denen ein Mensch unkri-
tischer und unkontrollierter, also auch manipulierbarer ist.
Mit dieser emotionalen Öffnung wird die Produktion von
Neurotransmittern, Enzymen und Hormonen angeregt. Diese steuern den Körper und können nicht nur das Wachstum
von Fettzellen, sondern sogar die Anfälligkeit für Krankheiten begünstigen. Vor dem Fernseher können Sie alle Arten
von Gefühlen bekommen: Angst, Wut, Trauer, Ekel, Mitleid,
Hoffnung, Lust, Hass etc.

Und nun kommt es: Unsere *Dickmacher*, in der Hauptsache
eine Mischung aus Cortisol, Insulin und Östrogen, kommen
auf einen speziellen Stoffwechselbefehl hin zum Vorschein.
Dieser Befehl ist ein subjektives Mangelempfinden, also die
Angst davor, etwas nicht zu haben, was man aber gern hätte!
Allein diese Empfindung und die damit verbundene Anwei-
sung an Ihr endokrines (hormonproduzierendes) System ist
es, die über *schlank* und *nicht schlank* entscheidet.

Udo Pollmer, wissenschaftlicher Leiter des Europäischen
Instituts für Lebensmittel- und Ernährungsfragen und
Deutschlands renommiertester Ernährungsexperte, ver-
weist auf zwei amerikanische Studien, die übereinstimmend
belegt haben, dass Menschen beim Fernsehen eher dick
werden als beim Lesen von Büchern oder beim Musikhören.

Pollmer schreibt[5]: „Wenn für den Fernseheffekt weder Kalorien noch Bewegung ausschlaggebend sind, was in aller Welt ist es dann? Geht von der Flimmerkiste etwa eine geheimnisvolle Strahlung aus, die die Fettzellen schwellen lässt?

Die Antwort ist möglicherweise viel simpler, denn es gibt einen wenig beachteten Effekt des Fernsehkonsums auf den Stoffwechsel: Er sorgt für eine Erhöhung des Cortisolspiegels. Schließlich soll das Programm den Zuschauer emotional berühren, es soll ihn derart fesseln, dass er nicht anfängt, durch die Kanäle zu zappen. Doch das bleibt nicht ohne Folgen für das hormonelle Gleichgewicht. Während Gewaltdarstellungen und Actionfilme das Cortisol auf jeden Fall nach oben treiben, hatten heitere Sendungen zumindest bei einem Teil der Studenten einen gegenteiligen Effekt."

Werfen wir nun einen Blick auf die heutige Fernsehlandschaft, dann fällt auf, dass wir *umzingelt* sind von Gewaltdarstellungen, Katastrophennachrichten, Eifersuchts-, Mangel- und Missgunstgefühlen. Hinzu kommt, dass alle Arten von Bedürfnissen geweckt werden: Erotik, Status, Ernährung, Anerkennung, Macht, Vergeltung, Wohlstand etc. Wundert sich da noch jemand darüber, dass Werbefilme keine reinen Textbotschaften mit nützlichen Informationen sind, sondern kleine Spielfilme, die in Sequenzen von wenigen Sekunden möglichst starke Angst- und Mangelgefühle hervorrufen. Ebenso finden Sie in so gut wie jedem zeitgenössischen Spielfilm angsterzeugende Elemente.

Wie Sie ganz leicht abnehmen

„Wie viele Kilo wollen Sie verlieren? Zwanzig? Bis wann? Innerhalb von vier Monaten? Alles kein Problem! Essen Sie, was und wie viel Sie wollen, aber essen Sie niemals mit schlechtem Gewissen!"

So spreche ich mit meinen Klienten, bevor ich ihnen erkläre, dass nicht übermäßiges falsches Essen dick macht, sondern ein ganz bestimmtes Angstgefühl bei der Nahrungsaufnahme. Was Ihnen vielleicht viel zu einfach erscheint, ist exakt der Grund, warum sämtliche noch so absurde und verschiedenartige Diäten und Ernährungsprogramme bei Menschen zum gleichen Ergebnis führen: Gewichtsverlust, obwohl sie etwas essen.

Immer wenn Sie mit einem deutlichen Mangelempfinden (Angst) essen – was in der Regel unterbewusst geschieht –, schüttet der Körper neben dem beim Essen üblichen Insulin eine Reihe weiterer Botenstoffe aus, darunter Östrogen und das Stresshormon Cortisol. Haupteigenschaft dieser körpereigenen „Notfallmischung" ist, dass sie in den Kohlenstoffwechsel und in den Wasserhaushalt eingreift. Kurz: Es werden Fettzellen aufgebaut.

Das ist eine sehr sinnvolle Maßnahme des Körpers, denn wenn Sie befürchten, nicht ausreichend Nährstoffe zur Verfügung zu haben, halten Sie vorsichtshalber daran fest. Sie verbinden Kohlenstoff und Wasser und lagern es als Fett ein, wenn Sie das Gefühl haben, Ihr Essen hätte Ihnen ein gutes Gefühl gegeben.

Essen Sie jedoch mit einem Überflussempfinden oder dem Gefühl der Ablehnung des Essens, weil Sie vielleicht die Speise nicht mögen, weil Sie essen müssen und keinen emotionalen Vorteil darin sehen, dann reguliert der Körper den überschüssigen Fettanteil von allein wieder herunter. „Abnehmen ist leichter als Zunehmen", sage ich daher, denn zum Zunehmen braucht man Angst. Zum Abnehmen braucht man gar nichts.

Nun höre ich förmlich Ihren Einwand: „So einfach kann das doch nicht sein! Ich habe ganz andere Erfahrungen gemacht!" Ich kann nichts dafür, dass die schwierigen Dinge im Leben oft nur deshalb so schwierig sind, weil wir nicht wahrhaben wollen, wie einfach sie im Grunde sind.

Probieren Sie es aus: Essen Sie bitte drei Tage lang nichts, von dem Sie glauben, es mache dick bzw. behindere Sie beim Abnehmen, essen Sie nur Dinge, die Sie nicht mögen – und Sie werden abnehmen, vorausgesetzt, Sie möchten dies auch. Sie müssen, genau wie bei einer Diät, beseelt sein von dem Gedanken: „Ich tue alles, um schlanker zu werden, und nichts, um mein Übergewicht zu halten." Was Sie dann genau tun, lassen oder essen, ist in Bezug auf das Gewicht egal – Hauptsache, Sie halten Ihre Maßnahme für wirklich geeignet!

Eine groß angelegte Studie mit 872 Probanden, die ich Anfang 2009 durchführte, hat gezeigt, dass ein Großteil der Erhebungsgruppe allein durch ein automatisiertes Online-Coaching innerhalb weniger Tage Gewicht verlieren konnte.

Jeder Koch wird Ihnen bestätigen, dass es einen großen Unterschied für den Fettaufbau macht, ob Sie mit schlechtem Gewissen essen oder weil Sie wirklich essen möchten.

Übrigens: Wenn Sie aus Ihrer Waage ein Biofeedback-Gerät machen, haben Sie einen guten Motivator. Es muss Spaß machen, jeden Tag zu sehen, wie Sie wieder 200 Gramm abgenommen haben. An einem Tag sind es auch mal nur 100 Gramm – je nach Startgewicht, an einem anderen Tag sind es aber auch mal wieder 400 g, die Ihre Waage weniger anzeigt, wenn Sie alles richtig machen. Ein anderes Mal haben Sie vielleicht wieder 350 g zugenommen, aber am nächsten Tag geht es wieder abwärts mit dem Gewicht.

Tipp: Wenn Sie wirklich glauben, mit einer Mahlzeit, die Ihnen ein schlechtes Gewissen machte, *gesündigt* zu haben, dann *büßen* Sie eben anschließend – schaffen Sie also einen Ausgleich, den Sie für angemessen halten, um Ihre *Sünde* zu neutralisieren. Ob Treppen steigen, Wasser trinken, Frühstück halbieren oder Joggen – Hauptsache, Sie denken wieder daran, dass Ihre *Sünde* neutralisiert ist, damit Sie kein zusätzliches Cortisol ausschütten. Ohne Stress kein Fett!

Rückfallfrei Nichtraucher werden

Mit Gelassenheit hat auch dieser Abschnitt zu tun. Einige von Ihnen kennen bereits meine Auffassung, dass ich Rauchen nicht für eine Sucht halte, sondern für eine autogene Konditionierung, also für ein selbsterzeugtes, angelerntes Verhalten.

Rauchen lässt sich auf banal einfache Weise mühelos von jetzt auf dann beenden, wenn man die unterbewussten Mechanismen, die zu diesem *Sucht-Verhalten* geführt haben, aufdeckt und bewusst macht. Die subjektiv empfundenen Wirkungen (Entspannung, Erleichterung, Konzentrationsfähigkeit), die viele Mediziner immer noch für eine hirnphysiologische Reaktion auf die Inhaltsstoffe einer Zigarette halten (also als eine durch die Substanzen herbeigeführte Wirkung), sind rein psychisch – wie Passivraucher übrigens belegen können. Denn diese müssten ja ebenso eine Erleichterung verspüren und süchtig werden, wenn sie regelmäßig Qualm einatmen müssen.

Nach wie vor behaupten Mediziner, Nikotin sei die Droge, die am schnellsten süchtig mache. Dieser fast schon kriminelle Unsinn kann nur von Chefideologen oder Pharmaforschern verbreitet werden, denn unstrittig ist, dass selbst langjährige und starke Passivraucher (wie etwa ein Schankwirt in einer Dorfkneipe) sich selbst weder als süchtig empfinden noch als süchtig gelten.

Davon abgesehen: Wären es die Inhaltsstoffe einer Zigarette, welche diese Wirkung auslösen, dann würde sich diese Wirkung steigern lassen, würde man die Dosis erhöhen. Eine substanzielle Wirkung wird durch Erhöhung der Dosis gesteigert. Trinken Sie beispielsweise ein Glas Wodka, werden Sie eine substanzielle Wirkung verspüren. Erhöhen Sie die Dosis, dann steigern Sie auch die empfundene Wirkung. Immer, und das ist so auch bei allen anderen vergleichbaren Organismen. Jeder chronische Raucher kann bestätigen, dass die oben beschriebene, subjektiv als beruhigend empfundene Wirkung einer Zigarette nach dem zweiten Zug nicht mehr gesteigert wird. Die Erhöhung der Dosis führt weder zu einer Steigerung der Wirkung noch ist diese Wirkung bei jedem gleich. Das wäre so, als würden Sie beim Nippen an einem Glas Wodka sofort sturzbetrunken sein, und je mehr Sie trinken, immer nüchterner werden.

Das ist der Grund, warum ein Passivraucher sich nicht erleichtert fühlt, wenn er Qualm einatmet, und das ist die logische Erklärung, warum ein Raucher, den man zum Einatmen der Substanzen zwingt (in einem verräucherten Raum), sich ebenso wenig erleichtert fühlt.

Das ist meiner Ansicht nach der wichtigste Beleg dafür, dass die Inhaltsstoffe einer Zigarette diese Wirkung gar nicht erzeugen – sie entsteht nur durch die Tatsache, dass Sie absichtlich rauchen! Es ist eine reine Symbolwirkung, ähnlich wie das Pausenklingeln in der Schule – die Erleichterung entsteht durch die Bedeutung des Symbols.

Tipp: Achten Sie auf den persönlichen Auslöser für das Rauchen. In welchen Situationen bekommen Sie Lust zu rauchen, entsteht das Gefühl, eine Zigarette rauchen zu müssen? Sie werden in irgendeiner Form einen *Erwartungsdruck* registrieren. Machen Sie sich bewusst, warum Sie nun eigentlich eine Raucherpause brauchen, und dann *machen Sie diese Pause*, ganz absichtlich und ganz bewusst, aber ohne dabei Qualm einzuatmen! Denn den brauchen Sie für Ihre Raucherpause nicht. Sie brauchen keine Zigarette, sondern das, was Sie damit verbinden: Entscheidungsfreiheit. Das Gefühl, unfrei zu sein, erzeugt Erwartungsdruck. Genau das ist der Grund, warum Raucher beispielsweise nach dem Essen rauchen: Ganz versteckt tobt im Unterbewusstsein das schlechte Gewissen (das ist der Geist der elterlichen Erziehung) und kommandiert: „Fertig gegessen? Dann räum jetzt den Tisch ab und geh wieder an die Arbeit!" Damit dieser Gedanke keine Macht bekommt, zündet sich der Raucher nun erst einmal eine Zigarette an und signalisiert damit als Antwort ans Gewissen: „Jetzt nicht! Drei Minuten gehören nur mir!"

Nebenbei: Jetzt können Sie selbst ableiten, warum einige Raucher an Gewicht zunehmen, wenn sie mit dem Rauchen aufhören: Die subjektiv empfundene Drucksituation wird nun nicht mehr aufgelöst, der Ex-Raucher baut weiter Stress auf und schüttet Unmengen von Cortisol aus. Sie erinnern sich: Cortisol und Insulin sind die Hauptvoraussetzung für Fettzellenaufbau. Wenn aber ein Raucher ohne Zigarette Stress abbaut, wird er sogar noch schlanker (wie unsere Klienten bestätigen können).

Es tut mir leid, dass ich jeden Raucher, vom Bankchef bis zum Spitzenpolitiker, vom coolen Rockstar bis zum renommierten Literaturkritiker, durch das Reflektieren einer Trotzhandlung als „Marionette seiner eigenen Eltern" entlarve und dabei aufdecke, dass der Raucher von seinem schlechten Gewissen, also von Angst beherrscht wird und offenbar unter einer Störung des Selbstwertgefühls leidet. Aber nur mit dieser Offenheit können Sie sich endlich vom Rauchen befreien, falls Sie das wollen. Sie werden mit dieser Freiheit zu einem *Optionsraucher*. Das bedeutet, dass Sie *nicht mehr aus demselben Grunde rauchen* wie vorher, sondern hin und wieder einmal *ganz bewusst* – und damit nur zu einem Bruchteil so viel wie zuvor oder eben gar nicht.

Wenn Ihnen das alles zu einfach ist, dann rauchen Sie doch weiter! Eine Ausrede haben Sie allerdings nicht mehr, denn Tausende Menschen können bestätigen, dass sie mit dieser Methode das Rauchen aufgeben konnten. – Und Sie können es auch, wenn Sie ehrlich sind. Was man zum Nichtrauchen braucht, ist Mut. Mut, seinem schlechten Gewissen zu zeigen, dass man frei ist, selbst zu entscheiden.

Herunterladbare Video- und Audiodatei – zur sofortigen praktischen Umsetzung

Unter der Internetadresse **www.sofortrauchfrei.de/videos** können Sie eine Videodatei abrufen. Das darin enthaltene Coaching wirkt auf andere Gehirnzentren als der gelesene Buchtext. Es hilft Ihnen, auf emotionaler Ebene das Nichtrauchen oder Optionsrauchen nachzufühlen und erfolgreich umzusetzen.

Oder möchten Sie lieber ganz entspannt mit geschlossenen Augen ein Audiocoaching anhören, das Ihnen zur Rauchfreiheit verhelfen kann? Ein solches finden Sie auf meiner Starthilfe-CD zum Thema Nichtrauchen; diese ist als mp3-Download erhältlich (siehe „Weiterführende Links" auf der Buchseite des Titels „Nikotinsucht – die große Lüge" unter **www.mankau-verlag.de**).

Alkoholismus ist keine Krankheit

In Deutschland sind mindestens 1,3 Millionen Menschen chronisch alkoholabhängig. Fast zehn Millionen Menschen trinken über ihre Verhältnisse, und so gut wie jeder ab dem 16. Lebensjahr hält es für selbstverständlich, gelegentlich und anlassbedingt Alkohol zu trinken.

Seit 1968 gilt Alkoholismus als eine Krankheit und seit 1983 als eine *nicht selbst verschuldete Krankheit*. Mit dieser unverantwortlichen und unwissenschaftlichen Etikettierung werden die betroffenen Menschen in einem ausweglosen Teufelskreis gefangen gehalten, weil man ihnen damit die Chance nimmt, die wahren Ursachen aufzudecken und damit auch eine wirksame Lösung zu finden! Die wirtschaftlichen Kosten für Alkoholikertherapie – sofern man überhaupt von *Therapie* sprechen kann, wenn jemand einfach nur eine Zeit lang zur Abstinenz genötigt wird – betragen jährlich rund 30 Milliarden Euro, eine Summe, die der Steuerzahler und Krankenversicherte nicht etwa an die Betroffenen zahlt, sondern an die Wirtschaft und die Medizinindustrie, wo das Geld in sinnloser Scheinforschung ergebnislos verschleudert wird – ein unmoralisches Geschäft auf Kosten der Volksgesundheit!

Unfassbares Leid bei Betroffenen und ihren Angehörigen sorgt für kaum vorstellbare Tragödien in Familie, Beruf und Partnerschaft. Alkoholismus gilt als Gesellschaftsfeind Nummer eins, obwohl dieses Symptom mit modernen tiefenpsychologischen Möglichkeiten relativ leicht und ohne Gefahr des Rückfalls aufzulösen ist – und der Alkohol selbst dabei nur eine Nebenrolle spielt.

Alkohol erzeugt weder eine Sucht noch ist Alkoholismus eine Krankheit! Alkoholmissbrauch oder -überkonsum

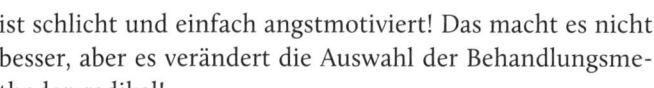

ist schlicht und einfach angstmotiviert! Das macht es nicht besser, aber es verändert die Auswahl der Behandlungsmethoden radikal!

Ich weiß, dass diese Auffassung vielen Menschen fremd, provokant und ungewöhnlich erscheinen mag. Vor allem Selbsthilfegruppen, die sich in ihrer Opferhaltung suhlen und der Gesellschaft moralisierend ihre Mitschuld vorhalten, gehen stets an die Decke, wenn ich darauf hinweise, dass Abstinenz keine Therapie ist und Therapie keine Abstinenz erfordert. Doch lässt sich der Erfolg meiner Sichtweise nicht leugnen. Zum Auflösen des Alkoholiker-Verhaltensmusters brauchen wir nicht etwa wie im klinischen Entzug sechs Monate, drei verschiedene Medikamente und 18.000 bis 25.000 Euro pro Kopf, sondern maximal drei Gespräche für einen Bruchteil der Kosten. Und danach kann der Mensch aus gesellschaftlichen Anlässen wieder trinken, ohne in sein altes Muster zurückzufallen. Wir sind im 21. Jahrhundert, die psychologische Forschung schläft nicht!

Zunächst sollten wir kurz klären, was Alkoholismus überhaupt ist: Genau wie Nikotin erzeugt auch Alkohol keine körperliche Sucht in dem Sinn, dass Ihr Körper große Mengen Alkohol *braucht*. Die Praxis zeigt, dass dies alles falsche Glaubenssätze sind! Man kann durchaus auf übermäßigen Alkoholkonsum verzichten, wenn man weiß, warum man sich betrinkt, und wenn man den Grund beseitigt.

Dazu muss man wissen: Alkoholische Getränke besitzen ebenfalls eine hohe symbolische Bedeutung, die beim Genuss „mitkonsumiert" wird. Allerdings kommt beim Alkohol die bereits erwähnte substanzielle Wirkung noch hinzu. Diese ist bei allen Säugetieren gleich: Die Reaktionszeit verzögert sich, und die Muskeln erschlaffen. Müdigkeit ist die Folge. Das können Sie beim Pferd, bei der Ratte und beim Hund beobachten. Doch bei uns Menschen geschieht vor Eintritt der Müdigkeit noch etwas anderes, das es bei Tieren nicht geben kann: Einige spezielle Bereiche unseres hoch entwickelten Gehirns werden blockiert. Die Empathiefähigkeit, also die Fähigkeit zur Wahrnehmung der Gefühle, Erwartungen und Bedürfnisse anderer, wird hierdurch vermindert. Disziplin und Selbstunterdrückung zugunsten von Fremderwartung gehen verloren.

Sie können also davon ausgehen, dass Alkoholmissbrauch wie starkes Rauchen auch durch überhöhten Erwartungsdruck entsteht. Ein Trinker will dieses unerträgliche Gefühl der Überforderung und Minderwertigkeit durch Alkoholkonsum loswerden – ein klassisches Angstsyndrom! Man braucht also – anders als bei der Raucherentwöhnung – nicht einfach nur so zu tun, als ob man trinkt, da Alkohol eine psychotrope Wirkung entfaltet, sondern man sollte tatsächlich eine psychologische Traumabewältigung durchführen, damit man sich freier und gelassener fühlt.

Bezüglich der Alkoholsucht wird von der Schulmedizin behauptet, es sei die Chemikalie Ethanol, die das Suchtverhalten auslöse. Glaubt denn irgendein seriöser Biologe, Mediziner oder Chemiker wirklich, dass ein Mensch tatsächlich große Mengen des Giftes Ethanol braucht, um zu überleben? Wenn ja, warum sind dann die Nichtalkoholiker nicht schon längst ausgestorben? Auch das Argument der Anpassung oder Gewöhnung zählt nicht. Wenn wir unseren Körper über einen längeren Zeitraum an bestimmte Substanzen gewöhnt haben und er eine Toleranz entwickelt hat, heißt dies noch lang nicht, dass der Körper diese Stoffe nun plötzlich zum Überleben braucht. Denn dann wären viele von uns abhängig von Konservierungsstoffen, von Farbstoffen oder von Geschmacksverstärkern, wie Glutamat und Ähnlichem, und würden bei reiner Biokost zwangsläufig unter lebensbedrohlichen Entzugserscheinungen leiden. Im Ernst: Was der Körper zum Leben braucht, überlässt er sicher nicht einem Schnapsbrenner, sondern der Körper verlangt von Anfang an nach Mineralien, Vitaminen, Elektrolyten, Wasser, Eiweißen, Kohlenhydraten und Sauerstoff.

Wenn die Alkoholsucht tatsächlich, wie in der Medizin bislang angenommen, kausal auf den Alkohol zurückginge, könnte sie logischerweise mit körperlich wirksamen Methoden (Medikamente, Hilfsstoffe, Ersatzprodukte) bekämpft und endgültig aufgelöst werden. Als aufgelöst sollte eine Sucht jedoch nur dann gelten, wenn beim Süchtigen nach der Behandlung der gleiche Status wie beim Nichtsüchtigen hergestellt ist, er also gelegentlich das *Suchtmittel* ohne Weiteres konsumieren kann.

Ergo: Nur von Stoffen, die lebensnotwendig sind, kann der Körper abhängig sein oder werden, und auch nur dann, wenn in die *körpereigene Produktion unterdrückend eingegriffen* wird.

Dies ist etwa bei Heroin der Fall. Heroin macht körperlich süchtig, weil die chemischen Bestandteile von Heroin (Diacethylmorphin) mit körpereigenen, lebensnotwendigen Endorphinen nahezu identisch sind und diese ersetzen. Fällt die Versorgung damit aus, entsteht ein lebensbedrohlicher Mangel. Das synthetische Morphin wird jedoch langsamer abgebaut als sein natürliches Pendant und kann in überhöhter Dosis zu einer Atemlähmung und damit zum Tod führen.

Dieser Umstand macht den großen Unterschied zum Alkohol aus: Der Körper produziert selbst keinen Alkohol für seine Funktionen und braucht ihn daher auch nicht. Dass viele Alkoholiker das Zittern bekommen, wenn sie zu lange abstinent waren und daher der Blutalkoholspiegel abge-

ANGSTFREI DURCH SELBSTCOACHING

sunken ist, liegt daran, dass es im Körper zu verschiedenen biochemischen Reaktionen kommt, um das Zellgift Alkohol abzubauen. So wird der Alkohol beispielsweise durch das Mikrosomale Ethanoloxidierende System (MEOS) über die Leberzellen abgebaut. Aber anders als bei anderen Vorgängen, die parallel zum MEOS stattfinden, etwa dem stets gleichmäßig verlaufenden Abbau durch die Enzyme Alkoholdehydrogenase (ADH) oder Aldehyddehydrogenase (ALDH), lässt sich dieses System durch regelmäßigen Alkoholkonsum aktivieren und trainieren. Da das MEOS aber auch viele andere Stoffe abbaut, kommt es bei hoher Alkoholtoleranz zu einer Überschussreaktion. Diese kann das gefürchtete Delirium tremens auslösen.

Frank Andersohn erläutert diesen Zusammenhang in seinem Beitrag über „Entgiftung" aus dem viel beachteten Fachbuch „Kompendium Sucht". Hier wird ganz eindeutig beschrieben, warum ein Alkoholiker nicht sofort abstinent sein darf: „Wie viele psychotrope Substanzen ist auch Alkohol eine ‚Dirty Drug', also eine Substanz, die ihre Wirkung über viele verschiedene Mechanismen entfaltet. [...] Im Prinzip kommt es bei den meisten Systemen im Laufe der chronischen Alkoholzufuhr zu einer kompensatorischen Gegenregulation der durch Alkohol gehemmten oder überstimulierten Transmittersysteme – es tritt ein neues Gleichgewicht ein. Wird Alkohol nun abrupt abgesetzt, so überwiegen plötzlich die kompensatorischen Mechanismen (z. B. Veränderungen in der Rezeptordichte), und es kommt zur Ausbildung typischer Entzugssymptome."[6]

In der Medizin ist also längst bekannt, warum ein Mensch ab einem bestimmten Stadium des Alkoholismus zwanghaft Alkohol trinkt: Es geht gar nicht um den Alkohol, es geht um das Vermeiden von Entzugssymptomen. Dies ist meiner Mei-

130

nung nach vergleichbar mit jemandem, der sich selbst jahrelang mit einem Hammer auf den Kopf schlägt, wobei der Schlag jedes Mal eine betäubende Ohnmacht auslöst. Sofort beim Erwachen gibt es wieder einen Schlag. Beendete man diese Tortur nach Jahren, würde man jedoch recht schnell und deutlich merken, welches Unheil man seinem Körper angetan hat. Braucht man nun wieder Schläge? War man nach dem Hammer süchtig? Nein! Man muss lediglich den Körper wieder gesunden lassen (im akuten Alkoholentzug oft auch mit medikamentöser Begleitung). Den Grund für den Wunsch nach Hammerschlag und Betäubung sollte man allerdings baldmöglichst untersuchen.

Alkohol führt unter anderem zu Muskelrelaxation (Erschlaffung). Damit lebenswichtige Muskeln, wie z.B. das Herz oder das für die Atmung zuständige Zwerchfell, nicht ebenfalls erschlaffen, steuert das MEOS dagegen. Bleibt der Alkohol plötzlich aus, kann es (logischerweise) zu Krämpfen kommen. Der Körper *weiß* ja nicht, dass der Alkoholspiegel, auf den er eingestellt ist, plötzlich ausbleibt, und die Gegensteuerung, die er gewohnheitsmäßig durchführt, nun lebensbedrohlich werden kann.

Fazit: Was bislang als „Entzugserscheinungen" angesehen wurde, ist im Grunde eine Art *Selbstvergiftung durch überdosierte Gegengifte.*

Tipp: Wenn Sie Alkoholiker sind, von anderen als Alkoholiker betrachtet werden oder glauben, Sie sind Alkoholiker, und sich davon befreien wollen, sollten Sie zuerst die Hintergründe des Alkoholmissbrauchs in einer Therapie aufdecken. Damit können Sie Ihr Verhalten ändern und dann den Alkohol ausschleichend absetzen. *Ausschleichend* bedeutet, dass Sie über einen Zeitraum von ein bis zwei Wochen täglich die getrunkene Menge um einen geringen Teil, etwa ein Zehntel, reduzieren. Dies ist ungefährlich und ohne medizinische Probleme möglich, ohne Krämpfe zu riskieren, wenn die notwendigen Erkenntnisse der Therapie verstanden und akzeptiert werden. Merkt ein Ex-Trinker, dass der Alkohol keine emotionale Macht mehr über ihn hat, unterscheidet er sich in seinem Empfinden und Verhalten nicht mehr von einem *gesunden Normaltrinker*. Aus Angst vor Erwartungsdruck wurden Menschen zu *Alkoholikern*; der Mut, Schwäche zu zeigen, lässt einen wieder klug und selbstbestimmt über den Konsum von Alkohol entscheiden – ohne Rückfall!

Darüber hinaus ist es nicht der Alkohol selbst, der einen Menschen zum Missbraucher macht, sondern der falsche Grund zum Trinken. Und wenn Sie einmal ganz frech sein wollen, überlegen Sie, warum es wohl heißt, dass Jesus bei der Speisung der Zehntausend nicht das Wasser so gelassen hat, wie es ist, sondern in Wein verwandelt hat. Vielleicht ist (guter) Wein (in Maßen) ja sogar ein Nahrungs- und Heilmittel?

Ich habe darüber einmal einen Vortrag gehalten. Die Zuhörer haben nicht schlecht gestaunt, als ich erklärte, dass Wein ein Nahrungs- und Heilmittel sei! Er enthält Alkohol zum Aufschließen von Vitaminen, effektive Mikroorganismen zur Abwehrstärkung, herzschützende Tannine, Mineralien, Enzyme, Proteine und natürlich Wasser. Wein (nicht im Tetra-Pack aus dem Discounter, sondern echter Wein!) regt die Zirbeldrüse (auch drittes Auge genannt) an, er macht stressfester und bewusster. *In vino veritas* (im Wein liegt die Wahrheit) bezieht sich nicht auf den Alkoholrausch, sondern ausdrücklich auf wohldosierten Wein! Er ist nicht einmal für Kinder gesundheitsschädlich, wie seit Generationen Menschen in den Weinanbaugebieten belegen, die bereits zum

Frühstück Weinschorle trinken. Wein, in nicht übertriebener Dosis konsumiert, ist ein Allrounder für Gesundheit und Geist. Jesus hat ja nicht gesagt: „Besauft euch, bis der Arzt kommt!", sondern lediglich Wasser veredelt! Und weil das so gut ist, wurde es auch streng reglementiert. Wo kämen wir hin, wenn sich jeder ohne Arzt um seine Gesundheit kümmern würde? Prosit heißt nicht umsonst „Zum Wohle!"

Ich möchte hier zudem noch einmal in aller Deutlichkeit sagen, dass der *Konsum von Alkohol an sich* keinen Rückfall auslösen kann. Fast alle Selbsthilfegruppen werden jetzt erneut aufschreien, doch wissen gerade sie, dass die Aufnahme von geringen Mengen Alkohol heute sogar für Kinder schon praktisch unvermeidlich ist. Kefir, Sauerkraut und Malzbier (bis zu 1,2 Vol.-%) sind Alkoholträger. Fruchtsäfte, Süßigkeiten, Marzipan, Marmelade, Soßen, Hustensaft, Mundwasser, Zahnpasta, Torten, Eis und Desserts können ebenfalls Alkohol in den verschiedensten Dosierungen enthalten, und dieser ist teilweise noch nicht einmal deklarationspflichtig!

Die große Gefahr besteht in der Absicht, mit der Alkohol konsumiert wird! Niemand isst einen Wildbraten mit Weinsoße, um die Wirkung von Alkohol zu spüren. Niemand trinkt aus diesem Grunde einen Becher Kefir, und niemand, wirklich niemand putzt sich die Zähne, weil dies „cool" oder berauschend ist. Erst wenn die Absicht des Wirkungserlebnisses hinzukommt, dann besteht Gefahr. Doch diese Absicht kann man erkennen und überwinden, wie ich versucht habe zu zeigen. Die Angst ehemaliger Alkoholiker vor jeglichem Alkohol in Nahrungsmitteln ist geradezu kontraproduktiv, denn ausgerechnet Angst ist immer ein Bestandteil des Alkoholismus. Wird die Angst aufgelöst, verschwindet auch die besondere Affinität zum Trinken. Ganz besonders deutlich wird die Notwendigkeit der Entmystifizierung, wenn wir daran denken, dass einige Medikamente, wie etwa Hustensaft oder Erkältungsmittel, Alkohol als Wirkstoffträger benötigen. Nur weil einem Ex-Alkoholiker glauben gemacht wurde, er dürfe niemals wieder einen Tropfen Alkohol konsumieren, fallen diese Medikamente für ihn aus dem therapeutischen Repertoire. Genau das ist meiner Ansicht nach einer der wichtigsten Gründe dafür, warum ein jeder Arzt von dem hier dargestellten Denkansatz enorm profitieren kann.

Warum das Aufdecken der Ursache des übermäßigen Alkoholkonsums der Schlüssel zur Abkehr davon ist, liegt am Bestreben unseres Gehirns, Energie zu sparen. Ist man sich des Grundes für sein Verhalten bewusst, kann man dieses fortan steuern, weil der bewusste Verstand große Datenmengen vereinfachend reduzieren und sofort verfügbar machen kann. Die Begriffe dafür sind *reflektieren, abstrahieren* und *rationalisieren*. Dafür ist der Rückwärtsgang ein sehr gutes Beispiel: Auf die Frage, wo genau sich bei Ihrem Auto der Rückwärtsgang befindet, würden etwa drei Viertel von Ihnen den Arm oder die Hand bewegen, um den Schaltweg nachzuzeichnen. Die anderen 25 Prozent der Befragten würden nur mit dem Kopf wackeln und mit den Augen rollen, um sich die Koordinaten der Schalthebelposition bewusst zu machen. Damit erleben Sie etwas Unterbewusstes nach und können die wichtigsten Daten dem Verstand übergeben. Angenommen, die Antwort lautet: „Hinten, links." In diesem Fall wären einige damit zusammenhängende, aber für die Antwort auf meine konkrete Frage unwichtige Daten weiterhin unterbewusst, zum Beispiel wie lang der Schaltweg ist, wie sich der Knauf in der Hand anfühlt und welche Muskeln Sie zum Schalten benutzen. Doch wenn Sie sich die rationalisierte Antwort *hinten links* merken, werden Sie, wenn Sie in ein paar Monaten noch einmal von jemandem nach dem Rückwärtsgang gefragt werden, wie aus der Pistole geschossen antworten: „Hinten, links." Dafür müssen Sie sich nicht erneut in die Ausgangslage versetzen. Fragt man Sie nach dem Verlauf einer Wendeltreppe, werden Sie mit dem Zeigefinger eine Aufwärts-Kreisbewegung machen und „so" sagen. „So" ist jedoch nicht die Antwort auf die Frage. Sie selbst haben sich in dem Moment die Antwort auf Ihren Finger projiziert und sind imaginär die Wendeltreppe hochgegangen. Es war also nicht Ihre Ratio, die gerade versucht hat, die Frage zu beantworten, sondern Ihre *Emotion*, Ihr Gefühl. Wenn Sie sich aber nun die Antwort: „Aufsteigend, spiralförmig" merken, werden Sie künftig nicht mehr mit Ihrem Finger herumfuchteln. Der Verstand steuert nicht unseren Körper. Wenn Sie also nun genau wissen, warum habe ich getrunken, geraucht, gegessen u.s.w., dann ist Schluss mit den unterbewussten Automatismen.

Alles, was wir vereinfachen, kann unser Gehirn direkter abrufen. Lesen Sie nun, wie ich durch einfache Fragen mit einer bestimmten, erlernbaren Technik Unterbewusstes ans Tageslicht bringe, um es unschädlich zu machen.

Fallbeispiel: Ein Gläschen in Ehren
Bruno hatte es im Leben nie leicht. Ohne Vater aufgewachsen und ohne Schulabschluss schaffte er es, sich durch stetige, harte Arbeit einen Posten als Verkaufsleiter im Außendienst einer kleinen Firma für Baustoffe zu erkämpfen. Der Job war anstrengend, Personal war teuer und knapp, Bruno arbeitete häufig bis abends und am Wochenende. Nach Feierabend ging Bruno öfter mit seiner Frau zum Essen in sein

Lieblingsrestaurant. Man ließ es sich gut gehen. Vor dem Essen einen Aperitif, meist Wermut, nach dem Essen einen Cognac, Grappa oder einen guten Wodka – und davon immer öfter und immer mehr.

Nach etwa zwei Jahren in der Abteilung war Bruno kurz vor dem Burn-out. Immer öfter war er gereizt, Kopfschmerzen machten ihn schwindelig, und chronische Rückenschmerzen bereiteten ihm Sorgen. Keine großen Gedanken machte er sich hingegen wegen der Flasche Whisky, die seit Weihnachten in seiner Schublade lag – ein Kunde hatte sie ihm in Anerkennung für die gute Geschäftsbeziehung geschenkt – auch nicht, als ihm auffiel, dass er bereits morgens ein Glas davon trank. Bruno machte sich erst Sorgen, als er sich eine zweite, dritte und vierte Flasche besorgte und diese in immer kürzeren Abständen leerte.

Der Schnaps war für Bruno eine Möglichkeit geworden, mit dem ungeheuren beruflichen Druck fertig zu werden. Abends trank er dann, um seinen Feierabend zu begießen und um durchschlafen zu können, wie er sagte. Niemand in der Firma merkte, dass Bruno Alkoholiker war, bis er eines Tages seinen Führerschein verlor. Nun kam der Zusammenbruch. Die Ehefrau, der Chef und die Kollegen fielen aus allen Wolken. Job, Ehe und Selbstwertgefühl waren nur noch ein Trümmerhaufen. Bruno versprach Besserung und ging zum Arzt. Etwa ein Jahr nach dem ersten Entzug begann die Pechspirale von Neuem: Überarbeitung, Alkohol, Zusammenbruch. Er vereinbarte einen Coachingtermin bei mir in der Praxis.

Nachdem ich seine Geschichte gehört hatte, machte ich mich daran herauszufinden, warum Bruno sich so viel Arbeit aufgeladen hatte. Wir mussten nicht lange suchen: Als Erstgeborener von vier Kindern wurde dem elfjährigen Bruno nach dem plötzlichen Tod des Vaters die Verantwortung für die Familie auferlegt. Seine völlig überforderte Mutter Rosi litt sehr darunter, dass das Einkommen ihres Mannes weggefallen war, und verkraftete den damit einhergehenden sozialen Abstieg kaum. Sie schlug ihren Sohn Bruno regelmäßig windelweich, wenn er nicht spurte und – statt zu arbeiten – lieber Fußball spielte. Als Bruno mit seinen Freunden einmal ins Kino ging, rastete die Mutter völlig aus und zerbrach wegen seiner Faulheit und Verschwendung wutschnaubend einen Besenstiel auf seinem Rücken.

Bruno hatte eigentlich keine Jugend. Und obwohl er durch seine Jobs wie Kohlen schaufeln, Garten umgraben, Kartoffeln ernten und Holz hacken schon als Junge relativ viel Geld verdiente – bis zu 100 Mark in der Woche –, hatte er nichts von seinem Einkommen. Das Geld musste er bei der Mutter abliefern, um die Familie zu versorgen und um Schulden abzubezahlen.

Dieses unterbewusste Verhaltensmuster steckte Bruno bis zum heutigen Tag tief in den Knochen. Er arbeitete hart, versorgte aber damit seine Frau, und als Selbstbestrafung fürs Trinken (es sich dabei gut gehen lassen und sich einen gewissen Luxus zu gönnen) arbeitete er noch mehr. Die Rückenschmerzen erinnerten ihn unbewusst daran, was ihm blühen würde, wenn er Geld verschwendete und faul wäre (die seelische Narbe des Besenstiels), also arbeitete er härter, trank mehr, und der Rücken schmerzte noch mehr. Er befand sich sozusagen in einem Teufelskreis.

Um Bruno aus diesem Muster endgültig herauszuholen, musste ich tief in die psychologische Trickkiste greifen. Die bildhafte Erlebnisfähigkeit des Menschen kann durch eine bestimmte Gesprächstechnik in besonderem Maße genutzt werden, sodass das Gehirn in diesem Zustand als Zentralrechner des Menschen nahezu alles kann. Extrem gut erinnern, lernen,

Verhalten steuern oder auch imaginieren. Nachdem ich Bruno mit dieser Gesprächstechnik ein wenig heruntergefahren hatte, bat ich ihn, sich für einen Moment einmal mit geschlossenen Augen vorzustellen, er sei seine Mutter. Wie ein Schauspieler sollte er ein paar Minuten lang so tun, als wäre er Rosi und könne sich an ihre Kindheit erinnern, währenddessen ich ihn sogar mit Rosi anreden wollte.

Nach wenigen Augenblicken fragte ich Rosi, ob sie sich erinnern könne, wie sie aufgewachsen sei, und bat sie, mir alles zu sagen, was ihr durch den Kopf ginge. Bruno antwortete mir wunschgemäß, allerdings mit einer etwas veränderten Stimmlage. Sein sonst so harter, brummiger Bass klang nun wesentlich weicher und heller, doch seine Betonung verriet enorme Anspannung. „Alle nörgeln an mir herum", brach es aus Rosi heraus. „Immer muss ich den Dreck für andere erledigen." Und so erzählte mir Bruno aus Sicht seiner Mutter, unter welchen Umständen sie aufwuchs, heiratete, Kinder bekam und den Mann bei einem Unfall verlor. Damit verschwand ganz plötzlich der einstige Wohlstand der Familie.

Doch der für Bruno interessanteste Teil war, dass Rosi sich von ihrem erstgeborenen Sohn tatsächlich einen Ehemann-Ersatz erhoffte – interessanterweise trägt Bruno sogar den Vornamen seines Vaters – und ihn deshalb mit massiven Erwartungen belastete. Aus lauter Wut und Verzweiflung übte sie unterbewusst Rache an ihrem Sohn dafür, dass ihr Mann sie im Stich gelassen hatte. Ich gab nun ihr die Möglichkeit, sich bei ihrem Sohn zu entschuldigen und ihm zu erklären, dass er dies alles nicht auf sich persönlich beziehen dürfe. Sie bat ihn unter echten Tränen, ihr wegen der Misshandlungen nicht böse zu sein, und versicherte ihm, dass sie ihn wirklich liebe, sehr stolz auf ihn sei und dass er bitte auf sich aufpassen möge.

Nachdem ich Bruno wieder in ihn selbst zurückverwandelt hatte, war er noch sichtlich erschüttert, wirkte aber auch erleichtert. Jetzt wurde ihm klar, warum er zunehmend teuren Alkohol trank, nämlich um sich selbst (und unterbewusst seiner Mutter) zu zeigen, wie wohlhabend und somit fleißig und erfolgreich er war.

Diesen Beweis seiner Arbeit konnte Bruno sich fortan sparen. Mit der Erkenntnis, dass er nicht mehr länger unter Hochdruck stehen müsse, war nicht nur der Alkoholismus gebannt, sondern auch die Gefahr eines Burn-out-Syndroms abgewendet.

Glauben Sie, dass ein Glas alkoholhaltigen Hustensaftes Bruno nun wieder zwangsläufig zum Alkoholismus verdammen könnte?

Damit ist hinreichend belegt, dass bei übermäßigem Alkoholkonsum die dahinterliegende Angst die eigentliche Volksseuche darstellt. Ohne Angst gibt es kein Symptom.

Insider-Tipp gegen das Zittern

Viele meiner Klienten berichteten, dass die körperlichen Reaktionen wie Zittern und Schweißausbrüche, die einen Trinker zum Alkoholkonsum zu zwingen scheinen, mühelos mit hoch dosiertem Traubenzucker, viel Flüssigkeit und Baldrian zu überwinden waren. Allein das stolze Gefühl, wieder Herr über den eigenen Körper zu sein, lohnt diese – von Ärzten sicherlich mit Argwohn betrachteten – Maßnahmen. Natürlich ist das keine Therapie; die Gründe fürs Trinken sollten beizeiten analysiert und aufgelöst werden.

Angst vor Sex

Sexuelle Themen sind nahezu weltweit tabuisiert und angst-besetzt. Aus dieser Tatsache bezieht beispielsweise frivoler Humor seine Energie. Das Tabu bringt uns allerdings nicht nur zum Lachen, sondern beschert uns auch einige der größ-ten zwischenmenschlichen Tragödien der Geschichte. Ver-gewaltigungen, Sklaverei, Säureanschläge, Steinigungen, Ge-nitalverstümmelung von Frauen durch Beschneidung oder gesellschaftliche Ächtung wegen vorehelicher Defloration, Untreue und Homosexualität gehören zu den unfassbaren Leiden, die ein befangener Umgang mit der Sexualität mit sich bringt.

Sexuell unterdrückte Menschen sind mit sexuellen Themen oft völlig überfordert. Dies zeigen zum Beispiel die Ereignisse in der Silvesternacht 2015 in Köln, als einige Hundert Menschen aus anderen Kulturen sich das Recht he-rausnahmen, sexuell übergriffig zu werden, was als unreife Offensivstrategie bezeichnet werden kann, ein Versuch, sich vom Druck der aufgezwungenen sexuellen Grenzen zu be-freien.

Doch nicht nur strenggläubige Muslime, denen der Ko-ran die Selbstbefriedigung und vorehelichen Sex verbietet, sind für freizügigere Gesellschaften ein Risikofaktor, auch die Prüderie anderer Religionen unterdrückt Sexualität. Das kann sich dann beispielsweise in (illegaler) Pädophilie ent-laden, so wie es in der Vergangenheit bei zum Zölibat ver-pflichteten Priestern der Fall war, in Regierungs- und Jus-tizkreisen – beispielsweise im belgischen Fall Dutroux, bei dem die Verwicklungen bis ins belgische Königshaus reichen sollen – oder im sexuellen Missbrauch Schutzbefohlener wie an der Odenwaldschule in Hessen.

Warum dieses doch eigentlich ganz natürliche und biologische Thema derart tabuisiert ist, habe ich bereits mehrmals beschrieben. Ich beschränke mich im Folgenden auf die Auflösung des Problems.

Frage 1: Warum und wovor habe ich Angst?

Es ist Ablehnung, Zurückweisung, Frustration. Einen Korb bekommen, ein „Nein!" zu kassieren, verachtet und beschimpft zu werden. Es ist das Unverständnis anderer und das Gefühl der Machtlosigkeit, wenn man deren freiwillige Zustimmung nicht bekommt.

Frage 2: Was ist das Schlimmste, das ich befürchte, wenn ich meinem sexuellen Verlangen Raum gebe?

Sie führt die meisten von uns zielsicher in die vorgeburtliche Entwicklung. Betrachten Sie Ihre Mutter. Konnten Sie von ihr während der embryonalen Entwicklung einen unverkrampften und natürlichen Umgang mit Sexualität erlernen? Wie sah die Reinlichkeitserziehung aus? Erinnert sei an das oben dargestellte Beispiel Martas, deren Mutter sie unsanft im Genitalbereich wusch, um sich vom eigenen Thema „reinzuwaschen". Wie steht es mit Ihnen? Wurde Ihnen ein natürlicher Umgang mit Ihren Genitalien ermöglicht oder vermittelt, so wie wir es mit dem Gebrauch der Zunge, der Hände und Beine erlebten? Wohl kaum! Bereits Embryonen stimulieren im Mutterleib die eigenen Genitalzonen, um einen Endorphinausstoß zu erzeugen. Kleinkinder haben oft eine Hand zwischen den Beinen und massieren sich dabei leicht in diesem Bereich, möglicherweise, weil die Sexualorgane, die nahe bei den Ausscheidungsorganen liegen, aufgrund des dort herrschenden hohen Keimmilieus auf eine gute Durchblutung angewiesen sind. Doch was hören dann die meisten von uns? „Nimm die Finger aus der Hose, du Ferkelchen!" Damit sehen Sie: Die Angst vor Sexualität ist in keiner Weise Ihr Thema gewesen, sondern ein traditionell erworbenes – und damit haben Sie das Recht und die Möglichkeit, sich davon zu befreien.

Frage 3: Wozu sollte ich Ablehnung in Kauf nehmen?

Einerseits, damit durch die permanente und stresserzeugende Unterdrückung keine schlechte Laune entsteht und andererseits, um nicht zum unberechenbaren Sicherheitsrisiko für die Mitmenschen zu werden, wie oben bereits beschrieben. Und ferner, damit Sie nicht anfällig für stressbedingte sexuelle Krankheiten werden. AIDS und Krebsarten, die mit den Geschlechtsmerkmalen und -organen und deren Bedeutung symbolisch zusammenhängen, haben immer mit Wut, Schuld und Schamgefühlen zu tun – und die sind gesellschaftlich erzeugt. Der letzte Grund ist schließlich, dass es Ihr gutes Recht ist, Ihre Bedürfnisse angstfrei und im Einklang mit den Bedürfnissen Ihrer Mitmenschen auszuleben. Seien Sie gewiss, Ihr Gott und Schöpfer hat sicher kein Interesse daran, dass es Ihnen schlecht geht – und Ihre Mitmenschen auch nicht.

Fragen Sie die Person, die Sie begehren, ob Sie sie küssen dürfen, und Sie bekommen im schlimmsten Fall eine Ohrfeige und eine Anzeige wegen Belästigung. Im besten Falle jedoch lohnt es sich für beide, und Sie erleben eine romantische Zeit. Schließlich fragen Sie ja nicht irgendwen Fremdes, sondern jemanden, dessen Anerkennung Sie wünschen. Nehmen Sie in Kauf, wovor Ihre Angst Sie schützen wollte, und Sie erleben meistens ein Wunder. Wenn Sie jedoch denken, es würde sich nicht lohnen, lassen Sie es bleiben – Sie entscheiden selbst![4]

Extra-Tipps gegen Panikattacken

Genauso gehen Sie nun an Ihre anderen Ängste heran: Machen Sie sich immer wieder bewusst, wovor Sie genau solche Angst haben. Danach folgt die Analyse, warum dies ausgerechnet für Sie so schlimm ist, und zum Schluss kommt die rationale Überlegung, wofür es sich lohnt, sich der Wiederholung dieser Katastrophe zu stellen.

Die Angst vor dem Zahnarzt etwa hat mit dem Zahnarzt nichts zu tun, sondern mit einem frühkindlich erlittenen Vertrauensbruch, wie wir gesehen haben. Die Angst vor Höhe und vor Aufzügen hat immer mit Kontrollverlust aufgrund schlechter Erfahrungen zu tun. Doch was ist, wenn wir tatsächlich bei einer OP aus einer Narkose aufwachen, in einem abstürzenden Flugzeug sitzen oder um uns herum Schüsse und Schreie hören? Dann kommt es zur Panik – zumindest bei vielen!

Panik ist eine starke emotionale Fokussierung, sodass die rationalen Bereiche des Gehirns, ähnlich wie bei einer Hypnose, nicht mehr angesprochen werden. Durchbrechen kann man eine Panikattacke nur durch die Fokussierung auf andere emotionale Inhalte durch einen starken emotionalen Eindruck. Das muss nicht unbedingt eine Ohrfeige sein, sollte aber eine ähnlich ablenkende Wirkung haben. Grundsätzlich benötigen Sie, wenn Sie bereits in einer Panikattacke stecken sollten, eine Ablenkung von der befürchteten Gefahr. Das gelingt mithilfe eines anderen am besten.

Dennoch können Sie Anti-Panik-Muster trainieren, in dem Sie sich immer wieder kontrolliert in Situationen bringen, die bei Ihnen normalerweise Panik auslösen. Je öfter Sie das tun, desto mehr verschalten Sie neuronal die Erkenntnis, dass Sie aktuell sterben *können*, aber nicht zwangsläufig *werden*. Dazu brauchen Sie sich übrigens nicht wirklich in einen Sarg oder auf den OP-Tisch zu legen, sondern können es imaginär tun – in Gedanken. Je konkreter Sie sich die vermeintlich bedrohliche Situation vorstellen, desto größer ist der Trainingseffekt. Es geht dabei nicht um Zweckpessimismus, also insgeheim zu hoffen, dass alles gut wird, und gleichzeitig zu befürchten, frustriert zu werden, sondern darum, ganz gezielt etwas Negatives in Kauf zu nehmen und eine mögliche Traumatisierung zu kontrollieren.

In diesem Zusammenhang sei noch einmal auf Menschen mit Nahtod-Erfahrungen verwiesen. Durch die Erfahrung, dass die Existenz irgendwie weitergeht – egal, was geschieht – verschwand die Affinität zu Panikreaktionen.

Denken Sie daran: Nicht Tod oder Schmerzen sind das Schlimmste, sondern dass wir uns darauf nicht einstellen. Sie können Ihr Gehirn aber auf jedes Ereignis einstellen. Wie bereits erwähnt, zeige ich in meinen Kursen zum psychologischen Coach, wie schnell eine Panik verschwinden kann, sobald man sich innerlich mit dem abfindet, was geschehen kann, und einen guten Grund hat, es in Kauf zu nehmen. Die Teilnehmer, die bislang glaubten, Höhenangst zu haben und bereits beim Gedanken an meine Balkonbrüstung in rund 12 Metern Höhe Schweißausbrüche bekommen hatten, waren stets die ersten, die ungemein erleichtert waren, nachdem sie freihändig über den schmalen Steg gegangen sind. Es lohnt sich immer, seine Angst zu überwinden!

Sie können auch einfach einen Anker setzen. Zählen Sie im Vier-Sekunden-Takt von drei bis null und atmen Sie die *Null* besonders lange aus. Wenn Sie das etwas einüben, haben Sie mit der *Null* eine Art „Notfallzigarette", die Sie augenblicklich auf den Teppich bringt. Auf meiner Audio-Coaching-CD „Was deine Angst dir sagen will" (vgl. Seite 110) helfe ich Ihnen gezielt und in aller Ruhe, diesen effektiven Anker zu setzen.

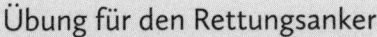

Übung für den Rettungsanker

Üben Sie ein, sich immer wieder herunterzuzählen. In der Dusche, beim Zubettgehen, beim Zeitung lesen, wann immer Sie daran denken – zählen Sie im Abstand von vier Sekunden: Drei – zwei – eins – null. Atmen Sie die Null dabei lang aus. Wiederholen Sie dies so lang, bis Ihre *Null* zu einem Ruheanker wird. Diese paar Sekunden können Ihr Leben retten, wenn Sie cool bleiben und nicht die Beherrschung verlieren.
Egal, was Ihnen geschieht, Sie atmen durch und zählen Ihre *Null*. Und dann können Sie in aller Ruhe die Situation, in der Sie sind, kontrollieren. Was ein Mensch in einer Panik überhaupt nicht gebrauchen kann, ist Aufregung, Herumrennen, Herumlärmen, Herumschreien, denn das bestätigt ihm nur, dass er jetzt in Gefahr ist. Möglicherweise sind Sie in Gefahr. Aber das heißt nicht, dass es nicht doch ein Happy End geben kann! In der Ruhe liegt die Kraft.

Ein beeindruckendes Erlebnis, bei der ein Junge sich selbst aus einer Panik befreite, stammt vom Coach *Wolfgang Warth* aus Willstätt. Während seiner Ausbildung zum psychologischen Gesundheitsberater bei mir erzählte er die folgende Geschichte.

Fallbeispiel: Das rettende Ufer
Es geschah vor fast 38 Jahren in meinen Sommerferien in dem kleinen Ort Hesselhurst in der Ortenau. Wie immer freute ich mich, meine schulfreie Zeit am örtlichen Waldbaggersee zu verbringen. Hier fühlte ich mich wohl und konnte mit meinen Freunden eine unbeschwerte Zeit verbringen. Da ich es an diesem besagten Morgen nicht länger zu Hause aushielt, machte ich mich schon sehr

früh, nur mit einer Badehose bekleidet und einem Handtuch um den Hals, auf den Weg zum Baggersee. Mir gingen auf dem Weg viele Gedanken durch den Kopf: Was mache ich zuerst? Lege ich mich auf die Wiese, oder gehe ich sofort ins Wasser? Erobere ich gleich den Schwimmbagger und springe von dort ins Wasser? Welche Abenteuer werden mich wohl heute durch den Tag begleiten?

Doch was dann geschah, war eine Erfahrung, die ich fast nicht überlebt hätte! Ich entschied mich, als ich am Baggersee ankam, gleich ins Wasser zu gehen und einen Unterwasser-Handstand zu üben, da ich zu diesem Zeitpunkt alleine am See war. Nach einer gewissen Zeit bemerkte ich, dass ein Bekannter von mir seine Taucherausrüstung vom Auto zum See trug. Meine Neugierde war geweckt und meine Unterwasserübung beendet. Ich ging zu ihm ans Ufer und fragte ihn, was er denn vorhätte und für was er denn das alles brauche? Er erklärte mir, dass er ein bisschen im See tauchen will und dafür die ganzen Gerätschaften wie Sauerstoffflaschen, Taucherbrille, Bleigürtel und Flossen benötige.

Da ich mich immer gerne unter Wasser aufgehalten hatte – natürlich nur mit dem Sauerstoff, der in meiner Lunge war –, wollte ich es auch mal mit Sauerstoffflaschen ausprobieren. So schwer wird es schon nicht sein, dachte ich. Mein Bekannter fragte mich daraufhin, ob ich denn so etwas schon einmal gemacht hätte. „Natürlich nicht", war meine Antwort, „aber ich würde es sehr gerne lernen!"

Es war klar, dass es eigentlich ein viel zu hohes Risiko war, mich tauchen zu lassen; dafür wollte er nicht die Verantwortung übernehmen. Doch ich ließ nicht locker und nach langem Hin und Her willigte er schließlich ein und holte eine zweite Taucher- garnitur aus dem Auto. Er erklärte mir noch einmal alles inklusive Trockenübungen, legte mir die Flaschen an und dann ging es los … endlich! Mein erster Tauchgang überhaupt und das in freiem Gewässer! Das war Abenteuer pur!

Doch was war das? Ich ging nicht unter! Mein Bekannter merkte das und erklärte mir, dass die Sauerstoffflaschen etwas Auftrieb verschafften und ich zu leicht wäre. Die Lösung war ein schwerer Bleigürtel, den ich anlegen sollte; außerdem sollte ich mich immer an seiner Seite aufhalten, sodass er mich beobachten konnte.

Erst war alles gut, doch dann schwamm mein Begleiter weiter raus und ich hinterher. Plötzlich machte sich ein mulmiges Gefühl in mir breit, das rasch in eine unkontrollierbare Angst umschlug. Ich bekam Schnappatmung, Schwindel und Todesangst! In meiner Panik versuchte ich, den Bleigürtel loszuwerden, aber das gelang mir nicht! Noch mehr Panik machte sich breit, und ich sah mich schon auf dem Grund des Baggersees liegen, denn mein Bekannter war weit und breit nicht mehr zu sehen! In einem letzten Fünkchen Geistesgegenwart besann ich mich auf die einzige Lösung: Da ich mich noch in Ufernähe befand, bot sich die Möglichkeit, mich auf den Grund des Sees fallen zu lassen, um am Boden zum Ufer zu krabbeln. Ob der Sauerstoff dafür ausreichen würde, wusste ich nicht, aber ich hoffte es! Mir wurde in dieser Situation eines bewusst: Dass ich es nur schaffen kann, wenn ich ruhig bleibe und mir meine Luft so gut es geht einteile!

So begann ich also, meine Finger in den Boden zu krallen und mich langsam zum rettenden Ufer zu ziehen. Es gab für mich nur diese eine Option, und die wollte ich nutzen, denn mein Leben hing davon ab! Zum Glück ist alles noch einmal gut gegangen, ich konnte auftauchen und frei atmen. Insofern stimme ich dem Motto von Andreas Winter „Ohne Happy End geht hier keiner nach Hause" aufgrund meiner damaligen Erfahrung voll und ganz zu. Nicht aufgeben, bis alles wieder gut ist.

Kommen wir zu einer weiteren sehr verbreiteten Angst: der Angst vor Einbrechern, Überfällen und der Bedrohung durch Fremde.

Angst vor Fremden, Ausländern, Asylbewerbern, Taliban und Co.

Kaum ein Tag vergeht, an dem nicht in irgendeinem Medium davon berichtet wird, dass es zu Konflikten mit oben genannten Fremden kommt. Auch hier möchte ich dringend dazu raten, sich nicht blenden zu lassen! Sie haben keine Angst vor diesen Menschen, Sie haben bestenfalls Angst vor dem, was man Ihnen über diese Menschen versucht, glauben zu machen! Gerade in heutiger Zeit wird in Deutschland darüber diskutiert, ob die Bundesregierung mit ihrer Bereitschaft, einer unbegrenzten Zahl vom Krieg bedrohter Menschen Asyl und Zuflucht zu gewähren, nicht einen innenpolitischen Unsicherheitsfaktor geschaffen habe. Einige Menschen befürchten eine Häufung von Gewalt und Kriminalität, zumal Kanzlerin Angela Merkel in einem Video-Podcast am 18.06.2011 erklärte:[7] „Wir müssen akzeptieren, dass die Zahl der Straftaten bei jugendlichen Migranten besonders hoch ist!" In der gleichen Erklärung führte sie aus, dass Boxen eine sinnvolle Freizeitbeschäftigung für diese Jugendlichen sei und betonte, dass ein Aktionsplan zur Gewaltprävention notwendig sei. Dass angesichts solcher Erklärungen viele Menschen in ihren Ängsten getriggert werden, wundert niemanden. Dennoch besteht keine Gefahr, denn der Algorithmus der Psyche gilt auch für gewaltbereite Menschen, die auch keinen Widerstand zur Entfaltung ihrer Absicht wollen.

Warum erscheinen Fremde als bedrohlich? Weil Sie sich nicht zutrauen, mit denen in positive Resonanz zu gehen, sprich: nicht wissen, welche Werte diese teilen und warum. Weil Sie möglicherweise vor lauter Selbstwerteinbußen reflektorisch davon ausgehen, einen Gewalttäter nicht mit Argumenten überzeugen zu können. Überlegen Sie nun bitte: Wer war der erste unzugängliche Gewalttäter, dem Sie sich hilflos ausgeliefert fühlten, der ihre Gefühle ignorierte und sich ignorant durchsetzte? War es der Vater oder die Mutter? Von wem haben Sie Gewalt und Bedrohung erfahren, ohne dass Sie sich rechtfertigen oder wehren konnten?

Doch das ist nicht der einzige Grund, warum Sie vor Fremden keine Angst haben sollten. Hinzu kommt: Kein Mensch kennt Ihre Waffen, wenn Sie diese nicht zeigen! Es ist ein physikalisches Gesetz, auf dem der Friedenswillen beruht und auf das Sie sich verlassen können: Das Gehirn verbraucht mehr Sauerstoff und Energie, wenn wir im gegenseitigen Konflikt sind. Nach diesem Gesetz funktioniert jeder Halbleiter und auch Ihr Gehirn. Lassen Sie es darauf ankommen, wenn Sie tatsächlich einmal Fremden begegnen. Diese wollen auch keinen Stress. Ich habe jedenfalls die Erfahrung gemacht, dass man mich sehr dankbar und respektvoll ansieht und behandelt, wenn ich in der jeweiligen Sprache zumindest grüßen, danken und um Verzeihung bitten kann. Das ist Ihnen zu mühselig? Ist *Angst haben* einfacher?

Wenn Sie sich also konkret bedroht fühlen, bleiben Sie gelassen. Verziehen Sie keine Miene, zeigen Sie keinerlei Emotionen, aber verweigern Sie nicht zu kommunizieren. Bleiben Sie kontaktbereit, aber stoisch wie Petrus (der Fels in der Brandung), und zwar aus folgenden Gründen:

❶ Ohne Emotionen kann sich Ihr Gegenüber nicht manipuliert fühlen. Ohne Defensive oder Offensive bieten Sie keine Reaktionsfläche. Wenn Sie keine emotionalen Reaktionen zeigen, besteht vielleicht die Chance, miteinander zu verhandeln. Überwinden Sie Ihren Widerstand zum Gespräch.

❷ Wenn Sie ernsthaft und ganz gelassen bleiben und nichts von sich preisgeben, kann niemand etwas über Ihre „Waffen" sagen. Wer weiß schon, warum Sie so ruhig sind? Vielleicht können Sie ja Karate oder sind einfach verrückt. Diese Unberechenbarkeit ist ein großer Widerstand für die Gewaltbereitschaft des anderen. Werden Sie nervös, wütend oder eigensinnig, kann man Sie sofort einschätzen. Darauf hat sich ein Täter vorbereitet, und es läuft für ihn nach seinem Schema.

❸ Auch ein Aggressor hat Angst, deshalb ist er offensiv. Jeder Mensch will aber angstfrei sein. Wenn Sie es sind, ist das für Ihr Gegenüber modellhaft. Bedenken Sie: Kein Hund will beißen, und kein Schläger will schlagen – jeder will, dass es ihm selbst gut geht; wie man das erreicht, weiß aber kaum jemand. Man nimmt in Kauf, dass es Ihnen schlecht geht, aber im Grunde will das keiner.

❹ Der Aggressor projiziert sich auf Sie und seinen Unterdrücker auf sich. Um diesen Druck loszuwerden, versucht man, sie so zu behandeln, wie man selbst behandelt worden ist. Man schafft Leid beim anderen, um sich nicht länger machtlos zu fühlen. Bringen Sie sich mit dem anderen zu passender Gelegenheit in Resonanz, und er fühlt sich nicht bedroht. Versuchen Sie nicht, den anderen zu dominieren, aber ihn auch nicht zu unterwerfen. Verzichten Sie auf eventuelle Zeichen der Autorität. Signalisieren Sie eine gewisse aufrichtige Anerkennung – das ist die Droge, mit der die Welt regiert wird!

Es lohnt sich, das einzuüben, denn die Alternative ist, dass sie überfallen und verletzt werden. Ihre Angst schützt Sie nicht davor, ein Opfer zu werden, sondern bereitet den Weg dazu!

Diese Strategie habe ich auch mit Kriminalpolizisten eingeübt. Das Ergebnis war erstaunlich, vorausgesetzt, es gelingt, diesen Rat authentisch umzusetzen. „Egal, wie aggressiv die Delinquenten jeweils vorher waren, wenn man mal respektvoll und gelassen bleibt, lassen die sich sogar freiwillig Handschellen anlegen", so die Aussage eines Beamten. Zur Erinnerung:

Wer sich verstanden fühlt, hört auf zu kämpfen!

Diese Methode funktioniert übrigens immer und bei jedem – egal, wer Sie bedroht. Alle Wesen sehnen sich nach Harmonie. Niemand will Stress. Wenn Sie allerdings schon notorisch ängstlich und selbstwertgestört aussehen, nützt auch diese Strategie nicht viel, weil bereits der Gedanke an Sie belastet. Ebenso wenig erreichen Sie etwas, wenn der Bedrohende unter Drogen steht. Daher rate ich immer: Nicht erst angstfrei werden, wenn es darauf ankommt, sondern grundsätzlich und immer.

Erinnern Sie sich: Stress entsteht dadurch, dass das, was Sie erleben, nicht übereinstimmt mit dem, worauf Sie sich eingestellt haben. So trainieren Sie sich für potenzielle Paniksituationen. Sie stellen sich einfach so lange darauf ein, bis die Situation für Sie vertraut ist und ankern sich mit einer ausgeatmeten *Null*. Die paar Sekunden haben Sie immer Zeit. Selbst wenn es brennt oder wenn Sie unter Wasser sind: die Zeit haben Sie. Und die brauchen Sie auch, um herauszufinden, wie gefährlich diese Situation denn nun wirklich ist. Und was können Sie tun oder lassen? Zur Not finden Sie sich einfach damit ab. Abfinden, ja! Wir werden sowieso eines Tages sterben! Glauben Sie, wenn Sie Panik haben, leben Sie länger? Nein! Ganz bestimmt nicht! Doch in der Ruhe liegt die Kraft. Und damit verschwindet die Panik. Üben: *Null* – das ist alles!

Noch mehr Paniktipps

Wenn Sie ein Flugzeug betreten, werden Sie vom Flugpersonal begrüßt, aber nicht aus Nettigkeit. Die Flugbegleiter versuchen dabei einzuschätzen, ob die Fluggäste vertrauenerweckend und flugtauglich, ob sie gesund und kräftig sind und ob man ihnen im Falle eines Absturzes zutrauen kann, anderen zu helfen. Safety first! Ein Flieger ist sicherer als eine Rolltreppe! Falls ein Flugzeug aber tatsächlich abstürzen sollte: Ziehen Sie sich Ihre Schuhe fest an. Nichts wäre blöder, als wenn Sie den Absturz überleben und dann wie Bruce Willis in „Stirb langsam" barfuß über Scherben oder brennende Teile gehen müssten. Außerdem fühlen Sie sich mit Schuhen sicherer.

Genauso verfahren Sie, wenn Sie fremde Geräusche im Haus hören sollten: Hose, Oberteil und Schuhe an, sonst nimmt kein Mensch Sie ernst, und Sie sind einfach hilfloser. Vergessen Sie nicht, Ihr Mobiltelefon griffbereit zu haben, um die 110 zu wählen. Denken Sie daran, dass die Polizei als Erstes Ihre Adresse braucht, alles andere reimen sich die Polizisten zur Not aufgrund Ihrer Stimme und Intonation selbst zusammen. Ich persönlich habe zusätzlich eine große Taschenlampe mit Stahlgehäuse am Bett – man kann ja nie wissen, wer dringend Erleuchtung braucht! Bei verschiedenen Einbrüchen, die ich im Laufe der letzten Jahre erlebt habe, tat die Lampe, kräftig auf einen Tisch oder besser noch auf ein eisernes Treppengeländer geschlagen, gute Dienste. Stress wird dadurch erzeugt, dass man etwas erlebt, auf das man sich nicht eingestellt hat – das gilt auch für Einbrecher.

Falls Sie überfallen werden, bedenken Sie: Der Täter will weder Ihren Stolz noch Ihre Gesundheit, sondern entweder Geld, Freiheit oder Genugtuung. Reden Sie mit ihm wie mit einem normalen erwachsenen Menschen. Und seien Sie gewiss: Er hat dieses Buch nicht gelesen, Sie schon. Er hat mehr Angst als Sie! Dies zu wissen, kann auch beruhigend sein. Nun wird es Zeit, dass Sie merken, wie gelassen Sie sein können. Mit diesem Test erleben Sie, wie Sie Ihre Angst überwinden können.

Teste Deine Gelassenheit

Stellen Sie sich unter die Dusche, die Hand am Wasserhahn für kaltes Wasser. Drehen Sie es jedoch noch nicht auf.

Beantworten Sie sich selbst die Frage: Was ist das Schlimmste, was mir nun passieren kann, wenn ich kalt dusche (falls Sie es nicht gewohnt sind)?

Das Allerschlimmste, was Ihnen passieren kann, ist, dass das kalte Wasser auf Ihrer Haut Schmerzen verursacht und dass Sie mit einem Herzinfarkt unter der Dusche zusammenbrechen. Der Notarzt findet Ihre entkleidete Leiche, wundert sich über Sie und denkt sich seinen Teil. Das könnte passieren. Aber warum sollte es passieren? Wie hoch ist die Wahrscheinlichkeit, dass so etwas geschieht? Was kann also wirklich passieren? Dass das Wasser eiskalt ist und Schmerzen verursacht, ja. Aber sonst? Nehmen Sie dies einfach in Kauf.

Drehen Sie den Duschhahn auf, und bleiben Sie zehn Sekunden unter dem kalten Wasserstrahl stehen. Ja, es war sehr kalt und es hat sehr wehgetan. Aber Sie haben es überlebt. Und nach etwa fünf Sekunden kommt der Endorphinstoß, das Glücksgefühl, und zwar weil *Sie* die Kontrolle über Ihr Leben haben und nicht etwa ein Schluck Wasser! *Sie selbst* konnten entscheiden! Und damit drehen Sie den Wasserhahn noch einmal auf, bevor Sie nach weiteren zehn Sekunden wohltemperiert weiterduschen, wenn Sie möchten.

Es kann sein, dass die ganz Harten unter Ihnen nun verächt-lich grinsen und denken: „Pah! Kalt duschen! Ich bin doch kein Weichei! Das mache ich jeden Morgen!"

Auch für Sie habe ich einen Test: Fragen Sie Ihre Mutter, ob sie ihren Orgasmus durch klitorale oder eher vaginale Sti-mulation bekommt. Sehen Sie ihr bei der Antwort in die Au-gen. Ein noch stärkeres Tabu als das Thema Sexualität sind die Toilettengewohnheiten, wie der Dortmunder Psychologe *Professor Dr. Bernd Gasch* vor vielen Jahren herausfand. Fragen Sie also Ihren Vater, ob er sein Toilettenpapier beim Stuhlgang knüllt oder faltet. Na, dann doch lieber kalt duschen oder?

Worum es geht: Irgendeine Angst hat jeder. Sie zu über-winden geht nicht mit Gewalt, sondern nur mit echter Ge-lassenheit. So zu tun, als hätte man keine Angst, ist selbst ein Zeichen von Angst. Wirkliche Freiheit kann man nicht mit Disziplin bekommen, sondern nur mit Souveränität. Es liegt auf unseren Genen, dass wir Obrigkeiten scheuen: *Schlechtes Gewissen* nennt sich diese Instanz. Doch damit sollten wir uns nicht abfinden.

Nun da Sie, lieber Leser, mir bis hierher im Buch gefolgt sind und einige meiner Querdenkereien und ungewöhnlichen An-sätze haben über sich ergehen lassen, möchte ich es wagen, mit dem nächsten Kapitel noch seltsamere Dinge darzustel-len. Es geht um nichts Geringeres als um die Frage: Warum haben Menschen im Gegensatz zu wild lebenden Tieren über-haupt Ängste (Tiere entwickeln Ängste nur in menschlicher Umgebung)?

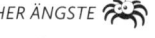

Die Ursache archetypischer Ängste

Wenn alle Ängste eine Ursache haben, wie steht es dann mit den sogenannten archetypischen Ängsten, den Ur-Ängsten? Angeblich gibt es kulturunabhängige Ängste, die sich bei jedem Mensch in seinem Erbmaterial befinden. Dies ist die Angst vor Feuer, Verlust, Tod und Schmerzen.

Abgesehen davon, dass diese Ängste nicht zwingend auftreten, wie wir geklärt haben, so ist es doch interessant, die Bedeutung der Silbe „Arch" etymologisch zu untersuchen. Wir finden diesen Begriff unter anderem in den Wörtern „Architekt", „Bogen" (englisch: arch), „archaisch", den „Erzengeln" (englisch: arch angels) der „Arche Noah" und bei den „Archonten".

Letztere stammen aus den Überlieferungen der sumerischen Keilschriften. Diese treten derzeit zunehmend in den Fokus vieler wissenschaftlicher Arbeiten und Bücher. „Arch" oder „Ur" (Ur-Zeiten = Schöpfungszeiten) hat demnach mit „bauen", „erschaffen", „schöpfen" zu tun. Die Archonten, auch Anunnaki genannt, sind den antiken Schriften zufolge Wesen, die einst „vom Himmel auf die Erde kamen" und durch die Gentechnik aus dem primitiven *Homo erectus* ein intelligentes und arbeitsfähiges Wesen, den *Homo sapiens*, geschaffen haben. Dies geschah offenkundig zum Abbau von Bodenschätzen, vornehmlich Gold. Sie sollen es gewesen sein, die anfingen, Bauten und Städte (so auch vor etwa 6.000 Jahren die Stadt Ur in Mesopotamien) zu errichten, Kulturen zu schaffen und Könige zu ernennen. Da der *Homo sapiens* so intelligent sein musste, die Arbeitsanweisungen der Archonten zu verstehen, aber zugleich beschränkt genug, seine Rolle als Arbeitstier nicht zu begreifen, ergab sich daraus ein Dilemma. Denn zum Leidwesen der Archonten trachtet Bewusstsein danach, sich vollständig zu entfalten (zur Erinnerung der *Algorithmus der Psyche*: das Bestreben der widerstandsfreien Verwirklichung der eigenen Absicht), und so benötigten die antiken Kolonialisten ein probates Mittel, um die nach Freiheit strebenden Menschen irgendwie zu beherrschen. Dieses Mittel ist *Einschüchterung*, also *Angst*. Den sumerischen Keilschriften zufolge gaben sich die Anunnaki als Götter aus und belegten die Menschen mit drakonischen Strafen, wenn sie nicht taten, was sie verlangten. Dem Sünder drohte die ewige Verdammnis.

Doch es gibt einen Hoffnungsschimmer, denn es waren angeblich zwei konkurrierende Brüder, Enlil, der Befehlshaber, und Enki, der Wissenschaftler, dessen Erbgut wir bekamen. Enki scheint deutlich humanistischer geprägt zu sein als sein zweitgeborener, aber ranghöherer Bruder, sodass er sogar Noah vorgewarnt hatte, als Enlil, der die Beherrschung verloren hatte, die Menschheit mit einer Sintflut vernichten wollte. Mit der Erklärung, dass die Schöpfer der Menschheit (die Anunnaki) nicht identisch sind mit dem „Schöpfer des Universums" (Gott) werden plötzlich Fragen aus Religion und Weltgeschichte beantwortet! So etwa die kriegerische Jagd des Jahwe-Volkes nach dem Gold oder warum Gebete funktionieren (und an *wen* man sie *wie* richten sollte, Stichwort: Zirbeldrüse) usw.

Hierdurch wird verständlich, warum es im ersten Gebot des alten Testamentes heißt: „Du sollst keine fremden Götter neben mir haben." Wenn es nur einen Gott gäbe, wäre dieser Satz so widersinnig wie: „Du sollst nur eine Sorte Sauerstoff atmen." Es gibt aber *zwei Götter*, der eine, Enki, hat seine DNS für uns verwendet (er ist quasi unser „Hirte", unser „Vater"), und der andere, Enlil, ist derjenige, der uns zum Goldabbau auf diesem Planeten benutzt (der *Anti-Christ*), so wie wir Bienen für den Honiggewinn halten; sie bekommen von uns als Ersatz Zuckerwasser und arbeiten immer mehr für uns, bis sie umfallen. Enlil ist derjenige, der uns mit der Rute knechtet, derweil der andere den *humanistischen Gedanken* verfolgt: „Wenn wir in etwa 1.400 Jahren hier wieder weg sind, können die Menschen leben, wie sie möchten."

Durch diese Darstellung gelang es mir, die heutige *Gold-Religion*, aber auch die polytheistischen Religionen besser zu verstehen.

Ich kann mir gut vorstellen, dass diejenigen unter meinen Lesern, für die das Thema der sumerischen Keilschriften Neuland bedeutet, möglicherweise an dieser Stelle etwas überfordert sind und einen inneren Widerstand verspüren (was übrigens ein Zeichen von Angst ist). Daher findet sich am Ende des Buches weiterführende und fundierte Literatur[8]. Meine Überzeugung muss nicht jeder teilen, aber ich lade Sie zu einer kritischen, jedoch vorbehaltlosen Prüfung ein, denn vor diesem Hintergrund der selbst ernannten Götter beantworten sich die meisten Fragen unserer Verhaltensweisen ganz einfach.

Für diejenigen, die mit dem Thema vertraut sind, sei abschließend angemerkt: Wenn es Gott Zeus alias der biblische JHWH bzw. Allah war, der uns Menschen durch Schuld- und Angstgefühle zu beherrschen versuchte, damit wir unser Dasein der Arbeit widmen, dann scheint es einleuchtend zu sein, dass die alten Systeme, Religionen genannt, noch immer versuchen, jegliche Bestrebung zur Selbstbefreiung des Menschen mit Gewalt zu verhindern. Noch heute werden Königshäupter von „Gottes Gnaden" gekrönt, und Präsidenten schwören auf die Bibel. Sie sind es, die Gesetze erlassen, unabhängig davon, ob sie dem Menschen und unserem Planeten nützen oder nicht. Es ist auffällig, dass die Religionen in starkem Widerspruch zu den Weisheitslehren Buddhas, Jesu, Mohammeds, der nordamerikanischen Lakota, der australischen Aborigines oder der tibetanischen Bergvölker stehen und sich sogar als berufene Institutionen für die Lehren dieser Philosophen aufspielen. Nur dort, wo es autoritäre und menschenverachtende Herrschaftssysteme gibt, finden wir Angst und angstbedingte Verhaltensweisen und Krankheiten.

Angst ist seit Ur-Zeiten im wörtlichen Sinn ein Unterdrückungsfaktor für die Menschheit, um sie gefügig zu machen und auszubeuten. Noch heute versuchen die Religionen mit den von ihnen kontrollierten Organen, uns Angst zu machen. Nur wer Angst hat, ist zu beherrschen und somit bereit, ein Leben lang seine Arbeitskraft für das scheinbare Gegenmittel von Angst einzusetzen: Waffen, Medizin, Versicherungen, Drogen, Unterhaltung und vieles mehr. „Wer Angst hat, stellt keine Forderungen", sagte der deutsche Satiriker Max Uthoff treffend im deutschen Fernsehen.

Angstfreie Menschen gehen viel entspannter mit solchen Dingen um, allerdings braucht man zum Organisieren einer angstfreien Gesellschaft etwas, das den Herrschenden fehlt: *Regierungskompetenz.* Der Unterschied zwischen Herrschen und Regieren ist eine Polarität: Herrschen übt Druck aus und ist daher dem Yang-Pol, dem männlichen Pol, zugeordnet; Regieren erzeugt Sog und verkörpert den Yin-Pol. Das Matriarchat war die ursprünglichere Organisationsform bei uns Menschen, wie Ethnologen herausfanden. Bei vielen traditionellen und nativen Völkern findet man heute noch „Frauenregierungen". Rein biologisch ist das auch sehr sinnvoll, da eine hochschwangere Frau körperlich meist nicht mehr ganz so belastbar ist, sodass ein Mann besser in der Lage ist zu jagen, Wasser zu holen oder Früchte zu sammeln. Da der Yin-

Pol, der Regierende, aber nun einmal mit Sog organisiert und nicht mit angsterzeugendem Druck, würde somit das fremdgesteuerte Herrschaftsprinzip nicht mehr funktionieren, wenn sich ein solches System durchsetzte. Der bislang letzte Streich der (Nachkommen der) Anunnaki ist die Erfindung der sogenannten Emanzipation. Damit wird den letzten verbleibenden Yin-Frauen eingeredet, sie müssten genauso maskulin sein wie Männer und hätten somit die gleichen Chancen – was aber lächerlich ist. Wenn jemand seine Kompetenzen aufgibt zugunsten von ihm fremden Prinzipien, dann macht ihn das weder chancengleich noch erfolgreich. Ein Hund kann allemal besser bellen als eine Katze, und ein Mann kann besser Druck ausüben und körperliche Arbeit leisten als eine Frau. Eine Frau hingegen hat unübertroffene feminine Kompetenzen: Kommunikation, Empathie, Therapie, Intuition, Frieden schaffen und regieren.

Deutlich wird dies zum Beispiel daran, dass die meisten Männer rein körperlich stark genug sind, innerhalb von einer Sekunde ein fest verschlossenes Gurkenglas zu öffnen. Den meisten Frauen gelingt dies nicht so schnell. Aber eine echte Frau kann innerhalb einer Sekunde eintausend Gurkengläser öffnen *lassen* – sie braucht nur tausend Männer darum zu bitten, zu lächeln und sich für die Hilfe zu bedanken.

Was ist effizienter: die maskuline oder die feminine Strategie? Die handelnde oder die *regierende?*

Nahezu alle Völker dieser Welt werden aber eben nicht regiert, sondern *beherrscht.* Und damit dies funktioniert, arbeiten die monotheistischen Religionen mit dem Werkzeug *Schuldgefühl.* Die Bibel spricht von der *Erbsünde*, von der man sich durch einen gottgefälligen Lebenswandel freikaufen kann, um nicht in der ewigen Verdammnis zu landen. Im Koran wird betont, wie barmherzig Allah sei, wenn jemand gesündigt hat. Auf die Vergebung und das Erbarmen Gottes könne ein Mensch immer hoffen. Wenn er gesündigt habe, für seine Sünde Buße tut, sie bereut und sich von ihr abkehrt, würde Gott alle seine Verfehlungen verzeihen, denn Gottes Barmherzigkeit „kennt keine Grenzen" (Sure 7,156). Allerdings wird hier so getan, als wären die Taten des *Gläubigen* eine Sünde, als sündige er ständig. Und wer außer Gott kann Schuld vergeben?

Was für ein perfider Trick! Derjenige, der sich anmaßt zu vergeben, ist derjenige, der gleichzeitig den Maßstab für Vergehen festlegt. *Knebelvertrag, Zwickmühle* oder ganz einfach *Erpressung* könnte man das nennen. Der Mensch braucht keinen Richter, der ihn unter Bewährungsauflagen freispricht, nachdem er ihn zuvor ungerechtfertigterweise als schuldig befunden hat. Wer sich so aufspielt, ist kein Gott, sondern ein Unterdrücker. Kein Wunder also, wenn Angehörige einer autoritären Glaubensgemeinschaft fast durchdrehen, wenn sie mitbekommen, wie sich andere Menschen Freiheiten herausnehmen, die ihnen selbst untersagt sind. Sich unverschleiert zeigen, freitags oder sonntags nicht beten, zur Fastenzeit Fleisch essen, Alkohol trinken und vieles mehr erzeugt Neid. Es geht beim Djihad, dem Kampf gegen Ungläubige, also gar nicht um Glauben, sondern um das neidische Einfordern von Gerechtigkeit, nach dem Motto: „Was ich nicht darf, das sollst du auch nicht dürfen!" Dabei wäre die Lösung so einfach: „Mach, was du willst, solange du keinem damit schadest." Der einzige, der damit ein Problem haben könnte, wäre jemand, der sich als Gott ausgibt, ohne einer zu sein.

Der Mensch ist ein freies moralisches Wesen und kann hervorragend auf sich selbst aufpassen, sobald er das Machtspiel der Religionen durchschaut hat.

Gutes und schlechtes Gewissen

Wenn der *Richter* in Ihrem Kopf den Zeigefinger hebt und Sie mit seiner Kritik ausbremst, dann zwingen Sie ihn zur Urteilsbegründung. Wenn Sie jemanden kritisieren, müssen Sie schließlich auch genau begründen, warum Sie dessen Verhalten nicht gutheißen. Niemand hat das Recht, jemandem ohne Begründung zu sagen: „Du darfst das nicht!" Wenn man schon das Verhalten eines anderen kontrollieren und einschränken möchte, dann sollte man zumindest begründen können, inwiefern dieses oder jenes nicht sinnvoll sein soll, sodass der Kritisierte abwägen kann, ob er den *Vorschriften* Folge leisten will oder nicht. Sagen Sie Ihrem inneren Kritiker: „Du darfst dich gern einschränken und zurücknehmen, wenn du es für richtig hältst. Ich tue es nicht für dich. Schließlich muss ich mit den Konsequenzen meines Tuns und mit dem Ergebnis meiner Entscheidungen leben und glücklich sein. Sag mir genau, welchen Vorteil ich davon habe, wenn ich auf dich höre, und warum dies zudem wichtig für mich sein soll, dann überlege ich es mir vielleicht." Und schon verstummt der Kritiker im Kopf, denn er kann Sie nur blockieren, nicht aber erfolgreicher machen. Das schlechte Gewissen wollte Sie mit seiner Kritik nur davor bewahren, von Gott gestraft und stellvertretend von *gläubigen* (= gottesfürchtigen) Menschen kritisiert zu werden, die Ihnen gegenüber ohnehin keine Urteilskompetenz haben.

Jeder hat schon einmal gesagt bekommen: „Das macht man nicht!" Dahinter verbirgt sich ein Wertesystem, das mit dem Ihrigen nicht übereinstimmt. So hatte etwa das Dogma: „Man darf den Chef nicht kritisieren!" bereits in den Achtzigern ausgedient. Organisationspsychologen hatten herausgefunden, dass Fragebogen zur Bewertung des Verhaltens von Vorgesetzten Führungsstile wesentlich verbessern und damit ein Unternehmen vor dem sicheren Untergang durch Anpassungsträgheit bewahren können. Ein guter Mitarbeiter hat heute die unausgesprochene Verpflichtung, zur Qualitätssicherung der Firma konstruktive Kritik an Vorgesetzten zu üben. Die ewigen „Das-macht-man-nicht-Sager" gefährden eher ihre eigenen Arbeitsplätze, statt sie durch Überanpassung zu erhalten. Das schlechte Gewissen sitzt meist nicht im Chefsessel, sondern im eigenen Kopf.

Allerdings ist der Kampf gegen das eigene schlechte Gewissen ohne Hilfestellung sehr mühselig, zumal die meisten Menschen gar nicht auf die Idee kommen, dass nicht sie selbst, sondern ihr Gewissen schlecht ist. Schließlich werden wir meist schon von Kindheit an darauf konditioniert, Fehler stets bei uns selbst zu suchen. Nur aus einem schlechten Gewissen heraus beschränken, kasteien und geißeln sich Menschen. Daher glaube ich, dass es für die Entwicklung eines Kindes extrem wichtig ist, ihm ein echtes Zuhause zu bieten. Ein Zuhause, in dem es Sicherheit spürt, ist ein Gefühl, wie in einer Burg zu leben.

Geißel Schuldgefühl

Schuldgefühle sind wie ein Fluch: Man kann sie kaum richtig fassen, aber sie bremsen auf allen Ebenen. Sie erzeugen eine sehr diffuse psychische Blockade (Verhaltenshemmung), welche die Existenz des Individuums an sich unter eine Bedingung stellt.

So baute die katholische Kirche jahrhundertelang darauf, dass Menschen mit Schuldgefühlen leichter zu führen sind, und konsolidierte den Glauben an die Erbsünde und deren Vergebung durch gottesfürchtigen Lebenswandel. Demnach komme ein Mensch schuldig zur Welt und dürfe bei Erfüllung aller Bedingungen des Beschuldigers auf Erlösung und somit auf Existenzberechtigung hoffen. Ein raffinierter, aber freiheitsberaubender politischer Trick, wie ich finde!

Noch heute werden Menschen mit Schuldgefühlen geboren, was zumeist daran liegt, dass bereits im Mutterleib pränatale Traumatisierungserfahrungen gemacht wurden. Der Versuch, ein Kind abzutreiben, oder auch die Enttäuschung der Mutter über das Geschlecht des Kindes können durch die Wahrnehmung mütterlicher Neurotransmitter über die Nabelschnur zu der frühkindlichen Schlussfolgerung führen, die Existenz sei an das Erfüllen von Bedingungen geknüpft.

Wer mit einem dauerhaften Schuldgefühl lebt, wird immer auf die Entfaltung der Persönlichkeit verzichten, wenn er dabei seine Existenz retten kann. Ein solches Leben ist geprägt vom Versuch, Stabilität statt Entwicklung zu erreichen. In einer Gesellschaft, in der es nicht mehr um den Fortbestand der Traditionen geht, sondern um das Zusammenwachsen unterschiedlicher Kulturen (Entwicklungsgesellschaft), wie wir sie haben, ist dieses Konzept sicher nicht besonders sinnvoll.

Schuldgefühle sind meiner Ansicht nach keine Erfolgskomponente, sondern führen dazu, etwas zu vermeiden, was jedoch die seelische und körperliche Gesundheit stark beeinträchtigt.

Warum viele Menschen gerade für angenehme, einfache und nicht belastende Arbeit Schuldgefühle entwickeln, lässt sich dadurch erklären, dass in unserer Kindheit Spielen (und damit alles Spielerische) negativ beurteilt wurde, wenn wir unsere Pflichten vernachlässigt haben. Ermahnungen wie: „Erst räumst du dein Zimmer auf, dann kannst du auf den Spielplatz!" erzeugen den negativen Glaubenssatz, dass alles, was uns Spaß macht, gesellschaftlich wertlos ist.

Der Glaubenssatz: „Erst die Arbeit, dann das Vergnügen!" legt den Grundstein für das Burn-out-Syndrom, bei dem sich Menschen derart mit Arbeit überfordern, dass sie fast daran zugrunde gehen.

Ebenso lässt sich mit der Geißel *Schuldgefühle* erklären, warum es in Deutschland immer noch ein besonderes Risiko darstellt, sich unternehmerisch selbstständig zu machen: Man muss natürlich Marketing betreiben, wenn man an Aufträge kommen will. Das setzt voraus, dass man von der Qualität und dem Wert seiner Leistungen überzeugt sein muss. So sehr, dass man diese Überzeugung *in die Welt hinausposaunt*. Ich unterscheide zwischen *Marketing* und *Werbung* im Sinne von *Information* und *Versprechen*. Marketing informiert den Kunden und verhilft damit zu einer Entscheidung für oder gegen das Produkt. Werbung wirbt, also überredet mit Versprechen und ist nicht selten eine glatte Lüge. Der mittelständische Unternehmer bekommt aber nun ein ernstes psychologisches Problem, denn es gilt in unserer Gesellschaft als unbescheiden, gut über sich selbst zu reden. „Eigenlob stinkt!", hören wir seit unserer Kindheit – und schaffen damit eine Gesellschaft von abhängig Beschäftigten und damit von potenziell Arbeitslosen.

Auflösung von Schuldgefühlen

Falls Sie ein Schuldgefühl bei sich selbst entdecken, dann analysieren Sie einmal, was der ursprüngliche Auslöser dafür gewesen sein mag. Erinnern Sie sich an eine solche Situation, in der Sie das Schuldgefühl wahrnehmen, und spüren Sie mit geschlossenen Augen in sich hinein. Was Sie da spüren, ist ein altes, bekanntes Gefühl. Machen Sie sich dieses Gefühl mit seiner körperlichen Verortung nach Möglichkeit bewusst. Überlegen Sie, wann Sie dieses Gefühl zum allerersten Mal im Leben hatten. Sie werden sich, wenn Sie sich passiv von Ihren eigenen Gedanken überraschen lassen, nun an ein Gefühlserlebnis innerhalb der ersten 36 Monate Ihres Lebens erinnern.

Dann betrachten Sie diese Situation einmal aus Ihrer reifen, erwachsenen Perspektive. Sie werden entdecken, dass Sie dieses Schuldgefühl nicht länger benötigen. Prüfen Sie nun in Gedanken, ob Sie in einer künftigen Situation, die genau dieses Schuldgefühl für gewöhnlich hervorrufen würde, noch das gleiche körperliche Gefühl erzeugen können, wie noch einige Minuten vorher. Es dürfte Ihnen eigentlich nicht gelingen.

Wenn Sie sich vor Augen führen, dass die damalige Situation für Sie heutzutage keine Gültigkeit mehr hat, dann dürfte es nicht mehr möglich sein, das Schuldgefühl erneut zu erzeugen. Damit ist auch für weitere künftige Situationen die Generalisierung aufgehoben. Sie sind vom Schuldgefühl befreit und haben wieder die Entscheidungsgewalt über Ihr Verhalten. Dann haben Sie allerdings auch etwas, wovor viele Menschen zurückschrecken: Verantwortungsbewusstsein.

Wir tönen laut: „Macht euch die Erde untertan!", doch wenn wir es dann tatsächlich tun, indem wir die Bodenschätze plündern, Arten ausrotten, Luft, Boden und Wasser vergiften, stehen wir da wie Kinder, die ihr eigenes Spielzeug kaputt gemacht haben und jammern.

Klar, so sind es die meisten von uns ja auch gewohnt. Ganz gleich, was wir tun, ein anderer löffelt unsere Suppe für uns aus. So kann man uns am besten dazu bringen, unmoralisches Handeln zu rechtfertigen. Wir denken oft, wir könnten durch das Leben trampeln, ohne nachzudenken, und ein anderer fegt die Scherben hinter uns zusammen. Dass dies ein Irrtum ist, merken viele Menschen erst, wenn es zu irreparablen Schäden an Gesundheit, Umwelt oder Sozialkontakten gekommen ist.

Doch es ist wirklich ganz egal, was Sie tun oder lassen. Sie stehen selbst dafür gerade. Niemand interessiert sich wirklich dafür, ob Sie sich unwissentlich, aus Unvermögen oder absichtlich sich oder anderen Schaden zugefügt haben – getan ist getan. Sie dürfen tun und lassen, was Sie für richtig halten – die Konsequenzen tragen Sie selbst.

Ich bekomme hin und wieder E-Mails mit sprichwörtlichem „Gejammer" über dieses und jenes Problem, immer mit der unausgesprochenen Botschaft: „Löse mein Problem!" Meine Antwort ist immer die gleiche: „Ein Coaching ist ein Impuls, um sich von den Symptomen eines Musters zu befreien. Diesen Impuls zu nutzen tut genauso weh wie das Symptom selbst. Mit dem Unterschied, dass Sie durch die neue Strategie Ihre Freiheit wiedergewonnen haben und sich weiterentwickeln können."

Wenn ein Mensch erkennt, dass „Ärmel hochkrempeln" mehr bringt als „Jammern" und zudem selbstständig macht, dann hat er sein Verantwortungsbewusstsein entdeckt und damit auch den Schlüssel zu dauerhaftem Erfolg.

Risikobereitschaft – Angstfreiheit – Selbstsicherheit

Lassen Sie sich also nicht länger von Ihren Ängsten regieren. Angst ist ein schlechter Ratgeber! Um frei von Angst zu werden, ist die wichtigste Botschaft für Sie:

Richte deinen emotionalen Fokus auf das Ziel, das Du erreichen willst, nicht auf die Risiken!

Um zu begreifen, was dies bedeutet, sehen wir uns noch einmal an, wie ein Kind laufen lernt: Es krabbelt mit ungefähr einem Lebensjahr munter herum und entdeckt etwas vor sich, das seine Aufmerksamkeit derart fesselt, dass es beschließt, dorthin zu wollen – gleichgültig wie, aber so schnell wie möglich. Damit richtet es all sein Denken nur auf das Ziel. Das kluge Gehirn, dessen unglaubliche Leistungsfähigkeit weiter oben schon beschrieben wurde, koordiniert nun in einer gewaltigen – aber als mühelos empfundenen – Rechenleistung die balancierte Fortbewegung auf zwei Beinen.

Hätte das Kind sein Handeln angstvoll und rational kontrolliert, also sich vorher überlegt, mit welchen Muskelbewegungen es am besten die Balance halten soll, und hätte es in Betracht gezogen, dass es sich beim Versuch zu laufen den Schädel brechen könnte, würde es noch als Erwachsener auf dem Boden krabbeln! Angst blockiert eine Vielzahl von Verhaltensweisen, Überlegungen und Körperfunktionen – dafür ist sie schließlich da. Wer sich angstfrei um eine Sache kümmert, setzt größtmögliche Ressourcen frei.

Viele Menschen haben Angst – die Ursache liegt meiner Erfahrung nach immer in traumatischen Erlebnissen innerhalb der ersten drei Jahre des Lebens (ab Zeugung). Danach können keine neuen Ängste erzeugt werden: Das zeitgleiche Erfassen der gesamten Umgebung sorgt dafür, dass das Kind Situationen nicht länger als absolut und ewig, sondern als relativ und vergänglich einschätzen kann.

Befragungen in unserem Institut von über 300 Probanden in den letzten Jahren ergaben, dass alle Ängste im Erwachsenenalter ihren Ursprung in der Zeit der frühesten Kindheit haben. Dies kann jeder Laie und erst recht jeder Psychologe bestätigen: Unfälle und Schocks, die nach dem dritten Lebensjahr in formaler Form erstmalig auftauchen, bilden keine Basis für ein unterbewusstes Verhaltensmuster. Angstmuster können nur durch die Bestätigung einer Traumatisierung (oder natürlich durch Konditionierungen und Suggestionen) geschaffen werden.

Wenn es also einem Kind gelingt, drei Jahre lang keine ernsthaften Bedrohungen zu verspüren, so behält es infolgedessen eine sehr gesunde und nahezu unerschütterliche Selbstsicherheit – meiner Ansicht nach eines der wichtigsten Erziehungsziele.

Durch die bloße Bereitschaft, Risiken in Kauf zu nehmen, verschwendet das Gehirn für die Risikokontrolle fortan keine Bewusstseins-Ressourcen mehr. Es kann manchmal ratsam sein, sich kurz seine Risiken klarzumachen. Dies geschieht mit der Frage: Was ist das Schlimmste, was mir passieren kann, wenn ich mein Ziel anstrebe? – Die Antwort lautet, wenn Sie sich die Situation ganz bewusst vergegenwärtigen: Nichts, was man tatsächlich vermeiden kann! Egal, ob Blamage, Versagen oder Verletzung – gleichgültig, was Sie tun oder lassen, alles birgt ein Risiko. Doch wenn

Sie alles vermeiden, nur damit Sie nichts Negatives erleben, dann werden Sie vermutlich auch nur selten Positives erleben. Sobald Sie erkannt haben, dass es sich nicht lohnt, auf Risiken besonders zu achten, ist der Weg frei für den Erfolg. Die Erfahrung, angstfrei erfolgreich zu sein, fördert die Selbstsicherheit enorm.

Ohne Angst kann das Gehirn einfach am besten denken! Diese Erkenntnis half mir unter anderem dabei, meine Abiturklausuren zu bestehen: Ich war kein besonders fleißiger Schüler, und angesichts der drohenden Klausuren benötigte ich einen Trick. Ich schloss die Augen, zählte von drei bis null und stellte mir vor, wie ich nun die nächsten vier Stunden im Klassenzimmer sitzen und schreiben würde. Gäbe ich ein leeres Blatt ab, bekäme ich die schlechtestmögliche Note, eine Sechs. Würde ich aber irgendetwas zu Papier bringen, bestünde bereits die Chance auf eine Fünf. Und würde ich vielleicht sogar etwas einigermaßen Sinnvolles formulieren, so wäre doch auch eine Vier drin, und damit wäre die Klausur bestanden. Also: Im allerschlimmsten Falle würde ich durchfallen und müsste die gesamte Prüfung wiederholen – nicht schön, aber verkraftbar ...

Damit verschwand die Angst! Ich schrieb einfach, was mir einfiel. Egal was, einfach zu Papier bringen. Das Ergebnis: zwei Zweien und eine Eins. Ich weiß bis heute nicht, wie ich das eigentlich gemacht habe, aber ich weiß, dass unser Gehirn uns nicht im Stich lässt, wenn wir es einmal wirklich brauchen. Nicht, dass Sie mich falsch verstehen: Ich sage nicht zu einem Schüler: „Lehn' dich zurück, du brauchst nicht lernen, es wird schon irgendwie werden!", sondern ich sage: „Lerne, so viel du lernen kannst, aber entspanne dich, wenn es darauf ankommt, dein Wissen zu nutzen!"[9]

Wie fühlt sich Angstfreiheit an?

Diese Frage wird mir oft gestellt. Viele verstehen unter „keine Angst zu haben" Leichtsinn, Übermut oder Emotionslosigkeit. Das ist es bei Weitem nicht. Im Gegenteil: Ein Mensch, der keine Angst hat, kann seine Impulse besser kontrollieren, er ist unerschrockener und kann entscheiden, wie er mit dem, was er erlebt, umgeht.

Frei von Angst zu sein bedeutet, seine Gefühle zu spüren, aber nicht unbesonnen danach zu handeln. Wer sein Verhalten steuern kann, der muss weder nach einer Wespe, Spinne oder Mücke schlagen, der ärgert sich nicht auf der Arbeit, klärt Konflikte mit dem Partner, ohne verletzend oder erpresserisch zu werden, und lässt sich auch von TV-Meldungen über ISIS, Taliban, Brexit oder PEGIDA nicht verrückt machen. Ein Mensch, der nicht von Angstmustern durch die Straßen gepeitscht wird, ist zuverlässiger und angenehmer und wird deutlich mehr respektiert.

Es ist ein großartiges Gefühl, frei von Beklemmungen zu sein, wenn die Polizei einen einmal wegen einer Kontrolle anhält oder ein Grenzbeamter nach kurzer Musterung freundlich durchwinkt. Es fühlt sich unbeschreiblich gut an, von jemandem, der einem eine Minute zuvor noch das Nasenbein brechen wollte, ein Bier ausgegeben zu bekommen, und es ist sehr erhebend, wenn wilde Tiere sich einem neugierig nähern und berühren lassen.

Was Deine Angst Dir sagen wollte, war immer nur die eine Botschaft: Überwinde mich!

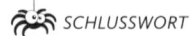

Schlusswort

Eine menschenwürdige Gesellschaft ist angstfrei!

Eltern wollen für ihre Kinder das Beste. Da Erziehung immer zielgerichtet ist, also immer Erziehungsziele die Erziehungs-inhalte bestimmen, leuchtet ein, dass Eltern kaum anders können, als ihre Normen und Werte an ihren Nachwuchs weiterzugeben. Hieraus ergibt sich ein gehöriges Konflikt-potenzial: Was für unsere Generation als gut und richtig galt, das, womit wir in unserer Gesellschaft erfolgreich und zufrieden leben konnten, das gilt womöglich für unsere Kin-der nicht mehr oder verkehrt sich sogar ins Gegenteil.

Betrachten wir das in vielen Gesellschaften verbreitete Er-ziehungsziel „angepasst sein", so ergibt sich für die Menschen die Maxime „nicht auffallen". Für eine angstgesteuerte, eine sogenannte „Stabilisierungsgesellschaft", wie wir sie in vielen arabischen oder afrikanischen Staaten vorfinden, ist diese Tu-gend von größter Wichtigkeit. Mitglieder, die „aus der Reihe tanzen", kann eine Gesellschaft, die auf Traditionen setzt und auf Zusammenhalt angewiesen ist, kaum verkraften. Für eine Gemeinschaft, die sich mitten im Prozess der Identitätsfin-dung und Normdefinition befindet, ist ein Tabubrecher kon-traproduktiv.

Anders in einer reifen Entwicklungsgesellschaft, also ei-ner Gesellschaft, die nicht normkonservativ ist, sondern sich entwickelt, wie etwa der unseren: Ein Mindestmaß an Stabi-lität ist längst erreicht. Wir benötigen weder die Todesstrafe noch Bestechungsgelder für Polizisten, Politiker und Richter noch Schusswaffen unter dem Kopfkissen, um in Frieden leben zu können. Wir können bereits ein paar Schritte weitergehen und mit den Möglichkeiten des gesicherten sozialen Zusammenlebens umgehen. Wir können ausprobieren, ob man nicht mehrere Berufe gleichzeitig oder hintereinander ausüben, ob man Sex vor der Ehe oder mit dem gleichen Geschlecht haben, seinen eigenen Glauben finden oder alternative Formen des Zusammenlebens entdecken kann. Und das alles, ohne dass wir damit unsere Gesellschaft oder uns selbst in Gefahr bringen.

Es ist sogar möglich, dass jemand zur eigenen Gesellschaft eine völlig konträre und kritische Meinung entwickelt und sie äußert, ohne dass er damit automatisch als bösartig, feindlich oder gefährlich empfunden wird. Versuchen Sie das einmal in China oder in einem von einer intoleranten Religion geprägten Staat! Allein dieser letzte Satz würde dort wahrscheinlich als Affront verstanden.

Die Kultur erzieht also immer unterschwellig, aber massiv mit. So wird seit Hunderten von Jahren noch immer an Kinder weitergegeben, was schon längst nicht mehr erstrebenswert, geschweige denn Erfolg versprechend ist. Dennoch hören Kinder auch heute noch den Satz: „Das macht man nicht!" – ohne reflektierte Begründung! „Bloß nicht auffallen" ist noch immer in den Köpfen von Eltern verankert und nistet sich in den Köpfen ihrer Kinder ein. Doch diese fallen dann eben nicht auf und werden in der Gesellschaft konsequenterweise übergangen, wenn es um Karriere, Partnerschaften oder gesellschaftliche Anerkennung geht. Wer nicht auffällt, der bewegt auch nichts. Unsere Gesellschaft tendiert zwar langsam und allmählich zum christlichen Humanismus, ist aber leider noch sehr vom Katholizismus geprägt und fördert damit in weiten Teilen Angst.

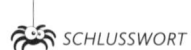

Zur Verdeutlichung sei ein von mir häufig gebrauchtes Beispiel von einem Experiment mit Affen genannt: Diese fanden in ihrem Gehege ein Kletterseil an der Decke vor. Doch immer, wenn ein Tier das Seil berührte, wurde durch einen Mechanismus ein Strahl kaltes Wasser darauf gerichtet. Die erschreckten, nass gewordenen Tiere begannen damit, die unerfahrenen Tiere, insbesondere den eigenen Nachwuchs, mit Vehemenz daran zu hindern, das Seil zu berühren. Nach einiger Zeit vermieden sämtliche Affen den Kontakt mit dem Seil. Der Wasser-Mechanismus wurde abgeschaltet, doch das Seil blieb unberührt. Nach und nach wurden alle Tiere aus dem Gehege gegen Unerfahrene ausgetauscht. Nicht eines der dort lebenden Tiere hatte jemals das Seil berührt, geschweige denn kaltes Wasser abbekommen, doch noch immer hinderten die älteren Tiere die jüngeren mit Schreien und Beißen daran, das Seil zu berühren – ohne zu wissen warum! Das ist Erziehung! In diesem Fall also das völlig unreflektierte Weitergeben eines Verhaltens zu dem Zweck, den Nachwuchs vor Schaden zu bewahren.

Hierdurch wird zum einen das Vertrauensverhältnis zwischen Eltern und Kind gestört, denn die Eltern sind für die Kinder die einzige wahrnehmbare Gefahrenquelle. Zum anderen wird die Entwicklung einer Gesellschaft blockiert. Ein neugieriger Affe hätte ohne Bedrohung oder Strafe herausfinden können, dass die Mechanik längst abgeschaltet war. Allein durch die Angst der Eltern vor Gefahr werden auf Kinder diese Ängste übertragen – selbst dann, wenn diese weder hilfreich noch begründet sind. Angstmotivierte Erziehung verhindert die Entwicklung einer Gesellschaft.

Wenn wir also alle das Beste für künftige Generationen wollen, dann brauchen wir nur eines anzugehen: Angstfrei, das heißt entscheidungsfrei, werden und damit ein erstrebenswertes Vorbild für jeden Menschen zu sein. Die großen Philosophen dieser Welt liefern dafür hervorragende Beispiele, die in die heiligen Schriften Einzug fanden. So steht etwa in der Bibel:

„Liebe deinen Nächsten wie dich selbst!"

„Was du nicht willst, das man dir tu,
das füge keinem andern zu!"

„Wenn dich einer auf die linke Backe schlägt,
dann halte ihm auch die rechte hin!"

Hunderte meiner Klienten haben ihre Ängste aufgelöst, je nach Leidensdruck und Verständnis sehr tief und grundlegend. Meines Wissens hat niemand dies je bereut oder ist deswegen aus Leichtsinn zu Schaden gekommen oder gar daran gestorben. Natürlich hat das Leben immer ein paar Höhen und Tiefen parat. Aber Angst braucht niemand zu haben, denn Angst schützt uns nicht, sondern fordert den Konflikt heraus.

Der Mensch ist das friedfertigste Wesen der Erde. Nur der Mensch ist in der Lage, seinem Feind die Hand zu reichen und zu sagen: „Jetzt habe ich verstanden, warum du mir den Krieg erklärt hast! Jetzt kann ich dir geben, was du wirklich willst! Respekt und Anerkennung!" Verstehen, anerkennen, respektieren: Den anderen nicht verbiegen, zwingen und bedrohen, sondern einen Menschen Mensch sein lassen, das ist der Weg zu einer menschlichen und des Menschen würdigen Gesellschaft. Probieren Sie es aus.

Nachwort

„Fragen Sie Ihren Arzt oder Apotheker ...", war zwar nicht das Erste, was mir eingefallen war, nachdem ich dieses Buch angeschaut habe, aber in Verbindung mit der möglichen Fortsetzung, die da lautet: „... wobei nicht sicher ist, ob er die Antwort auf Ihre Fragen auch weiß, obwohl er ansonsten einen guten Job macht ...", mag es als Einleitung zu dem dienen, was ich den Lesern mit auf den Weg geben möchte.

Mit Skizzen von Polen und Gegenpolen, die sich um Gedanken von Andreas Winter legen lassen, möchte ich der Aufgabe gerecht werden, ein Nachwort zu verfassen. Meinen Nachfragen war der Autor dieses Buches genau so wenig ausgewichen wie seinen Ängsten.

Andreas Winter ist kein kassenärztlich zugelassener Arzt oder Therapeut, hat aber Pädagogik studiert, ein Fach, in dem Psychologie eine große Rolle spielt. Grundsätzlich neige ich dazu, niemandem zu trauen, der mit Beratung, besonders in Gesundheitsfragen, ein Geschäft machen möchte. Gerade in unserem Land gibt es sehr gute Ärzte und Therapeuten, die allerdings auch für ihre Arbeit bezahlt werden. Manche Chefärzte sind Topverdiener. Wie bedeutend die Zahl der ungelösten Probleme und Fragen trotzdem bleibt, zeigt die Größe des Marktes für freie Lebensberatung aller Art.

Es gibt erfolgreiche Leute in vielen Bereichen – und das ohne fachbezogene Ausbildung –, zum Beispiel hat nicht jeder Spitzenpolitiker Politik studiert. Auch in der Geschichte der Psychologie finden sich Quereinsteiger, denken wir nur an Erik Erikson. Erikson hatte weder Medizin noch Psychologie studiert, wurde aber ein anerkannter Psychoanalytiker,

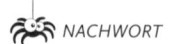

der schließlich sogar an der angesehenen Universität in Berkeley als Professor für Entwicklungspsychologie lehrte.

Und nicht alles, was sich die akademische Welt ausdenkt, hat Bestand, nur weil die Herkunft der Aussage zunächst vertrauenerweckend erscheint. Nikolaus Kopernikus befasste sich in seiner Freizeit mit Astronomie und bekam für seine These, dass sich die Erde um die Sonne drehe und nicht umgekehrt, ebenso erst einmal gehörig Gegenwind wie sein Zeitgenosse Galileo Galilei. Mancher Impuls kam in der Wissenschaft zunächst von außen, Einstein ist vielleicht das berühmteste Beispiel. Er arbeitete im Patentamt und kam erst später an die Universität.

Im weiten Gebiet der Psychologie gibt es verschiedene Wirkungsbereiche, die sehr wohl seriös sind, zum Beispiel die Arbeits- und Organisationspsychologie, die aber dennoch nicht der klinischen Psychologie zuzuordnen sind. In der Industrie existieren zum Beispiel Konfliktmanager und Mediatoren, die sich mit innerbetrieblichen Streitigkeiten befassen. Denn diese Konfliktbereinigung ist, im Erfolgsfall, günstiger, als wenn einer der „Gegner" das Unternehmen verlässt oder der Streit weitreichendere Folgen hätte. Mediatoren und Konfliktmanager sollten allerdings eine Fachausbildung haben, wobei sich auch Nicht-Psychologen, meist Wirtschaftswissenschaftler, zuweilen gerne darin versuchen. Und im weiten Feld der Personaltrainer, Coaches und vor allem Motivationstrainer habe ich den Eindruck, als wäre sogar die Mehrheit Quereinsteiger. Möglicherweise beruht deren Erfolg auf ihrer Persönlichkeit und meist großen Erfahrung.

Andreas Winter lebt nach dem, was er sagt, soweit ich das von außen evaluieren konnte, und das erscheint mir als äußerst wichtig und für seinen beruflichen Erfolg entscheidend. Auch im kassenärztlichen Bereich kommt es in der Beziehung zwischen Therapeut und Klient darauf an, dass die Chemie stimmt. Es ist klar, dass die Persönlichkeit des Arztes eine große Rolle spielt. Auf ihn wird vieles projiziert, und er muss in der Lage sein, seine persönlichen Themen aus der Therapie herauszuhalten. Und es wird zu Recht erwartet, dass der Therapeut sein eigenes Leben und der Arzt seine Gesundheit im Griff haben.

Andreas Winters Ausführungen lassen sich vielleicht in der Aussage verdichten, dass Angst auf Konditionierung zurückgeht, die sogar schon im Mutterleib stattgefunden haben kann. Und dass der Weg, sich davon zu befreien, im Wesentlichen darin besteht, sich diese Konditionierung bewusst zu machen. Der Autor setzt voraus, dass der Geist die Materie beherrscht – wohl wissend, dass Schwarz-Weiß-Malerei hier kaum angebracht, sondern ebenfalls dem gebotenen Schreibstil bei einem Ratgeber geschuldet ist. Wenn man anfängt, unsicher zu formulieren und zu akademisch, mag es niemand mehr lesen und schon gar nicht gut finden.

Ob das Gefühl den Körper oder der Körper das Gefühl bestimmt, war spätestens seit der Emotionstheorie von Stanley Schachter, Mitte der 60er-Jahre, in der Psychologie in der Diskussion. Schachter führte Emotionen auf physiologische Zustände zurück. Dass diese Theorie nicht der Weisheit letzter Schluss war, sieht man an den zahlreichen psychosomatischen Kliniken und Therapieformen.

Dabei hat in der offiziellen Psychologie in den letzten Jahren die Verhaltenstherapie an Bedeutung gewonnen, die den sogenannten „kognitionsorientierten Ansätzen" zuzurechnen ist. Ein Neurologe drückte es mir gegenüber mit einfachen Worten aus: Das Problem zu verstehen, ist die halbe Miete. Diesbezüglich liegt Andreas Winter im Trend dessen, was empfohlen wird.

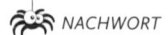

Wer es schafft, den Geist voll und ganz über das Körperliche zu stellen, dürfte Jesus und Buddha schon recht nahe kommen, diese hohe Bewusstseinsebene erreicht aber sicher nicht jeder. Menschen befinden sich auf unterschiedlichen Abschnitten des Lebensweges. Es gibt Fälle, in denen zum Beispiel bei einer Depression oder bei einem Burn-out ein SSRI-Präparat (Selektive-Serotonin-Wiederaufnahme-Hemmer) die entscheidende Hilfe aus dem ganz tiefen Loch heraus sein kann, auch wenn stets eine weitere therapeutische Begleitung angezeigt ist. Und nur an den Willen oder die gedankliche Auseinandersetzung mit den Problemen zu appellieren, wenn eine Depression körperliche Ursachen hat, kann möglicherweise tödlich enden.

Ebenso ist es als kritisch zu bewerten, wenn ein ehemaliger Alkoholiker, erfreut über neue Erkenntnisse, plötzlich meint, sich doch wieder mal etwas gönnen zu dürfen, aber wegen bestimmter physischer Mechanismen – egal, wie man sie letztlich zu erklären vermag – einen Rückfall erleidet und im Rausch vielleicht sogar Schlimmes tut.

Allgemeinplätze wie „Angstindustrie" dürften ebenfalls der literarischen Methode geschuldet sein. Es gibt keine bösen Machthaber, die hinter gesellschaftlichen und medialen Abläufen stehen und alles steuern, dabei bewusst Ängste schüren und mit Produkten, die Ängsten abzuhelfen versprechen, ihren Profit machen. Aber Angst spielt im Alltag eine Rolle, und nicht alle Produkte, die gegen Ängste helfen sollen, tun das auch. „Life is what happens when you are still busy making plans", wird John Lennon zugeschrieben. Es kommt oft anders, als man oder frau denkt, zum Beispiel, was die Altersversorgung angeht, den Verlauf einer Krankheit oder Geschicke innerhalb der Familie. Angstfrei leben ist ein hohes Ziel, gar keine Frage, und Ängste lassen sich oft bewältigen. Sich befreien ist wunderbar, und wie schön wäre es, wenn sich die Gesellschaft insgesamt befreien könnte – so wie Ostdeutschland von der Mauer, Völker von Tyrannen, Europa von der Pest. Manche indigene Völker – die sicher nicht alles besser machen – kennen die hiesige Angst vor dem Tod samt Vorsorgeindustrie genauso wenig wie manche Wissende mit fernöstlicher Geisteshaltung. Natürlich sind auch dort schwarz-weißes Denken und Pauschalisierung nicht angebracht, beim Blick hinter die Kulissen tun sich zuweilen auch zweifelhafte Gebräuche auf. Aber das Grundverständnis ist ein anderes, und es mag sein, dass die Angst insgesamt geringer ausgeprägt ist. Das ließe sich empirisch feststellen. Vielleicht sind die Ängste auch nur andere und die, die existieren, sind anders verteilt.

Buddha heißt „der Erwachte". Sich seiner selbst und der mich umgebenden Welt bewusst zu werden, mag der Heilsweg sein. Doch seine Pflastersteine sind bunt und vielförmig, und der Weg kann lang und beschwerlich sein. Zu versprechen, man würde jede Abzweigung kennen, halte ich für kritisch. Das gilt allerdings für mehr oder weniger alle Menschen und für alle Tätigkeiten.

Empirisch sollte auch die Hypothese betrachtet werden, ob und wie sich Ereignisse im Mutterleib tatsächlich im Leben auswirken. Sigmund Freud brachte uns die Idee, Abläufe aus der Kindheit würden sich immer wiederholen und unser Leben und unsere Probleme prägen. Davon blieb uns die Grundannahme, die einen Teil der Lebenswahrheit beschreibt, andere Vorschläge von Freud jedoch konnten in der Zeit nicht bestehen. Warum aber den Zeitpunkt möglicher Ursachen nicht noch weiter zurückverlegen? Man müsste dies in einer wissenschaftlichen Studie erheben, sofern das nicht schon geschehen ist. Natürlich ließe sich diese Fragestellung auch auf Ängste fokussieren.

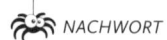

Andreas Winter ist sich all dieser Punkte bewusst. Er möchte Sie mitnehmen, vielleicht mitreißen, auf einen Weg „aus Ängsten".

„Liebe deinen Nächsten" war die vielleicht wichtigste kulturprägende Aussage aller Zeiten. Es gibt Momente, da ist sie schwer einzuhalten oder sollte auch gar nicht eingehalten werden, wenn etwa ein schlicht bösartiger Mörder einen Menschen bedroht. Für die Relativität der Handlungsanleitungen fällt mir ein Beispiel ein, das ich von Barack Obama im Fernsehen gehört habe: Die Zehn Gebote seien Soll-Bestimmungen, zum Beispiel „Du sollst nicht lügen". Ein Beispiel: Wenn im Zweiten Weltkrieg jemand Juden bei sich im Keller versteckt hält, und der SS-Offizier klingelt an der Tür und fragt: Haben Sie Juden bei sich versteckt? Was sagt man dann? Klarer Fall, man verneint diese Frage, und kein Gott, keine moralische Instanz dieser Erde wird für diese Lüge jemanden verurteilen. Es kommt also auf die individuelle Situation an.

Machen Sie sich Ihr eigenes Bild, gehen Sie „den Weg aus Ängsten" – und fragen Sie dabei auch jemanden um Rat, der hauptberuflich damit zu tun und eine entsprechende Fachausbildung hat.

Ich wünsche Ihnen, sich von jeder Angst zu befreien, von der Sie sich gerne befreien möchten.

Dr. Stephan Götze
Gaiberg, Juli 2016

„Selbst wenn sich nur einer
von zehn Millionen Menschen
selbst von Krebs oder Aids heilt,
müssen wir uns damit befassen. (...)
Auch wenn es nur ein einziges Mal
passiert, muss es einen bestimmten
Mechanismus dafür geben.
Und wenn ein Mechanismus existiert,
wollen wir als Wissenschaftler wissen,
wie er funktioniert, denn sobald
wir ihn verstanden haben, können wir
das Phänomen vielleicht reproduzieren."

Dr. Deepak Chopra,
amerikanischer Endokrinologe[10]

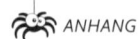

Danksagung

An dieser Stelle möchte ich meinen tiefsten Dank an einige Menschen aussprechen, ohne die dieses Buch in dieser Form nicht möglich gewesen wäre:

An erster Stelle steht mein Verleger Raphael Mankau, der mich in vielen langen, freundschaftlichen Gesprächen stets inspiriert und begeistert und dessen Anregung es war, dieses Buch zu schreiben. Ebenfalls danke an sein fleißiges Verlagsteam, das mich wie immer geduldig und zuverlässig unterstützt hat.

Danke auch an meinen Lektor Josch Pöllath, der dem Manuskript Schliff und Glanzpolitur verliehen hat. Und obwohl wir Wassermänner uns ja verstehen, war das diesmal sicher keine leichte Arbeit für ihn.

Mein ganz besonderer Dank gilt auch meiner Partnerin Carina Steding, die während meiner wochenlangen Arbeit an diesem Buch enorme Geduld und großes Verständnis aufbrachte. Natürlich danke ich auch meinem eigenen Team im Institut, insbesondere meiner treuen Sekretärin Pia Fluch für deren so wertvolle Arbeit. Danke an Darius Sobhan Sarbandi, Hans-Georg Hoffs, Katja Rosenbaum und Jens Pögel.

Ich danke all meinen Studenten für ihren Wissensdurst und besonders Maria-Theresia Niegel und Wolfgang Warth für die beigesteuerten Fallbeispiele. Großer Dank gilt meinen Klienten und Zuhörern, meinen Lesern und Fans für ihre kritische Offenheit und ihr Vertrauen in mich und meine Arbeit. Danke an all meine Testleser, die mir wieder einmal sehr hilfreiche Anregungen gaben, den Text verständlich zu halten.

Danke an Pfarrer Jürgen Fliege für sein Vorwort zu diesem Buch. Ich schätze sehr Deine mutige Direktheit. Mehr von

Deiner Sorte, und die Gottesdienste wären wieder voller und belebter – allerdings wohl auch frecher! Ebensolchen Dank auch an Dr. Stephan Götze, der, obwohl er als Wissenschaftler ein sehr kritischer Geist ist, ohne zu zögern bereit war, für mein Buch ein überzeugendes Nachwort zu schreiben.

Danke an die vielen Menschen in den Redaktionen, bei den Kongressen, in den Radio- und Fernsehstudios, die sich für meine Arbeit interessieren und mich damit unterstützen!

Ich möchte Katharina Winter dafür danken, dass sie mir als Ärztin und gute Freundin mit ihrem exzellenten medizinischen Wissen und ihrem starken Glauben an mich sehr den Rücken gestärkt hat. Danke an meine Schweizer Mentorin Verena Gyr, die mir durch ihre klaren Ansagen oft den Kopf gewaschen und die Augen geöffnet hat, und danke an all meine Freunde, die ich leider viel zu selten sehe, weil ich mit meiner Arbeit verheiratet bin. Ich denke öfter an Euch, als Ihr vermutet.

Danke an meine Eltern Ernst und Dietlinde Winter, denn sie haben mir den Rückhalt gegeben, mich zu entwickeln und von allen Ängsten zu befreien. Es ist in dieser Welt sicher selten, solche Eltern zu haben! Ebenso danke an meine große Schwester Vera! Ich war zehn, als sie mir erklärte, dass die „Täter" doch die eigentlichen Opfer sind.

Falls ich hier jemanden vergessen haben sollte, so sei diesem allein dafür gedankt, dass er es nicht allzu persönlich nimmt.

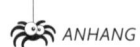

Ausbildung zum Gesundheitsberater

Wenn Sie nach Lektüre dieses Buches davon überzeugt sind, wie leicht es ist, stressbedingte Symptome zu behandeln, wäre es vielleicht interessant für Sie, mit Ihrem Wissen anderen Menschen zu helfen. In einer kurzen, aber intensiven Schulung erlernen Sie von mir persönlich nicht nur, wie Sie Ursachen aufdecken, analysieren und emotional unschädlich machen, sondern auch alles, was Sie brauchen, um damit beruflich arbeiten zu können. Hunderte von Quereinsteigern und psychologisch interessierten Laien ist es gelungen, mit dem passenden Ansatz und Werkzeug anderen Menschen zu helfen, erfolgreich und in sehr kurzer Zeit stressfester zu werden.

Den Fahrplan zur Ausbildung als Gesundheitsberater finden Sie unter **www.andreaswinter.de**.

Haben Sie Fragen an Andreas Winter?
Anregungen zum Buch?
Erfahrungen, die Sie mit anderen teilen möchten?

Nutzen Sie unser Internetforum:
www.mankau-verlag.de/forum

Zum Autor

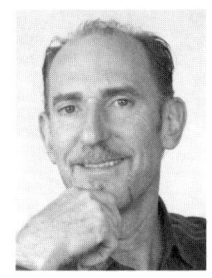

Der Diplom-Pädagoge Andreas Winter (geb. 1966) ist Gründer und Leiter des Institutes Andreas Winter Coaching in Iserlohn. Seit 1987 arbeitet er mit Tiefenpsychologie sowie mit therapeutischer Hypnose, seit 2004 bildet er Hypnosetherapeuten aus; seine Klienten kommen aus ganz Europa. Andreas Winter ist Mitglied der Gesellschaft Deutscher Naturforscher und Ärzte.

Mit seinen Büchern will Andreas Winter die breite Öffentlichkeit von seinen wissenschaftlichen Erkenntnissen profitieren lassen. Seine Ratgeber behandeln Gesundheitsthemen aus tiefenpsychologischer Sicht und zeigen dem Leser neue, bislang oft übersehene Aspekte: Welchen Einfluss hat die Psyche wirklich auf Ihren Körper? Welche Macht hat Ihr Unterbewusstsein über Ihr Leben? Winters Psychocoach-Ansatz umfasst die Techniken der tiefenpsychologischen Analyse, Elemente der Neurolinguistischen Programmierung (NLP) und das Arbeiten mit bildhaften Vorstellungen.

Internetseite des Institutes Andreas Winter Coaching:
www.andreaswinter.de

Internetforum mit Andreas Winter:
www.mankau-verlag.de/forum

Weitere Informationen zu diesem Buch finden Sie
auf der Internetseite:
www.sofortangstfrei.de
Dort finden Sie auch eine Übersicht über psychologische
Coaches aus dem deutschsprachigen Raum.

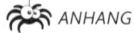

Weitere Bücher von Andreas Winter

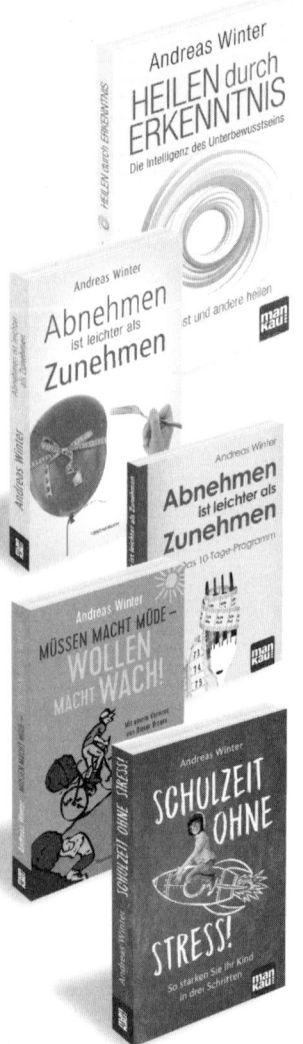

Heilen durch Erkenntnis
Die Intelligenz des Unterbewusstseins
Mit Audio-CD!
ISBN 978-3-938396-68-1

Abnehmen ist leichter als Zunehmen
ISBN 978-3-86374-370-3

Abnehmen ist leichter als Zunehmen
Das 10-Tage-Programm
Kompakt-Ratgeber
ISBN 978-3-86374-126-6

Müssen macht müde –
Wollen macht wach!
Der Motivationsratgeber
ISBN 978-3-86374-442-7

Schulzeit ohne Stress!
So stärken Sie Ihr Kind
in drei Schritten
ISBN 978-3-86374-580-6

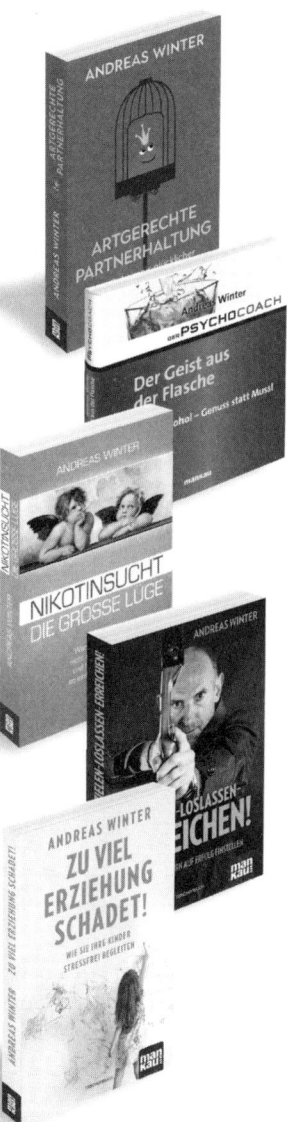

Artgerechte Partnerhaltung
Das Geheimnis glücklicher
und beständiger Liebe
ISBN 978-3-86374-508-0

Der Geist aus der Flasche
Alkohol – Genuss statt Muss!
Mit Starthilfe-CD!
ISBN 978-3-938396-17-9

Nikotinsucht – die große Lüge
Warum Rauchen nicht süchtig macht
und Nichtrauchen so einfach sein
kann!
ISBN 978-3-86374-080-1

Zielen – loslassen – erreichen!
Wie Sie Ihr Gehirn auf Erfolg
einstellen
ISBN 978-3-86374-518-9

Zu viel Erziehung schadet!
Wie Sie Ihre Kinder stressfrei
begleiten
ISBN 978-3-86374-489-2

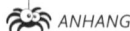

Audio-CDs und DVDs von Andreas Winter

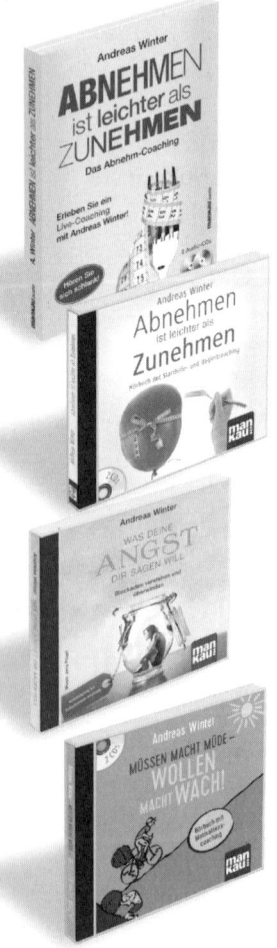

Abnehmen ist leichter als Zunehmen.
Das Abnehm-Coaching
Hören Sie sich schlank!
2 Audio-CDs, Laufzeit ca. 113 Min.
ISBN 978-3-938396-75-9

Abnehmen ist leichter als Zunehmen.
Das Hörbuch
Mit Starthilfe- und Begleitcoaching
2 Audio-CDs, Laufzeit ca. 133 Min.
ISBN 978-3-86374-373-4

Was deine Angst dir sagen will
Blockaden verstehen und
überwinden. Audiocoaching mit
Selbsthypnose-Anleitung
1 Audio-CD, Laufzeit ca. 70 Min.
ISBN 978-3-86374-332-1

Müssen macht müde –
Wollen macht wach!
Hörbuch mit Motivationscoaching
2 Audio-CDs, Laufzeit ca. 150 Min.
ISBN 978-3-86374-445-8

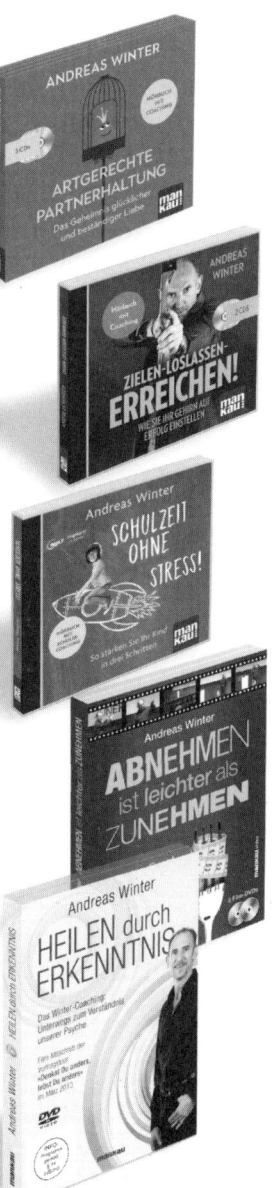

Artgerechte Partnerhaltung
Das Geheimnis glücklicher und
beständiger Liebe. Hörbuch mit
Coaching
3 Audio-CDs, Laufzeit ca. 231 Min.
ISBN 978-3-86374-511-0

Zielen – loslassen – erreichen!
Wie Sie Ihr Gehirn auf Erfolg einstellen. Hörbuch mit Coaching
2 Audio-CDs, Laufzeit ca. 153 Min.
ISBN 978-3-86374-521-9

Schulzeit ohne Stress!
So stärken Sie Ihr Kind in drei Schritten. Hörbuch mit Schülercoaching
1 MP3-CD, Laufzeit ca. 332 Min.
ISBN 978-3-86374-579-0

Abnehmen ist leichter als Zunehmen
(2 DVDs)
Das Live-Event
2 Film-DVDs, Laufzeit ca. 209 Min.
ISBN 978-3-86374-067-2

Heilen durch Erkenntnis (DVD)
Das Winter-Coaching: Unterwegs
zum Verständnis unserer Psyche
1 Film-DVD, Laufzeit ca. 107 Min.
ISBN 978-3-86374-116-7

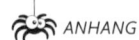

Anmerkungen

1) Ein hilfreiches Buch zur Unterstützung einer stressfreien Geburt ist *„FlowBirthing – Geboren aus einer Welle der Freude"* von Kristina Marita Rumpel, Mankau Verlag, Murnau 2015. Weitere Informationen und zahlreiche Anbieteradressen unter www.flowbirthing.de.

2) Vergleiche in diesem Zusammenhang den Kompakt-Ratgeber *„Sicher als Frau"* von Barbara Reik, Mankau Verlag, Murnau 2016.

3) Vergleiche zum Thema Krankheitsentstehung und Heilung das Taschenbuch *„Heilen ohne Medikamente"* von Andreas Winter, Mankau Verlag, 2. Aufl., Murnau 2015.

4) Zum Thema „Ziel anvisieren, alles dafür in Kauf zu nehmen, um es zu erreichen" gibt es von Andreas Winter eine 30-minütige Coaching-DVD mit dem Titel *„Zielen – loslassen – erreichen!"*, nur einzeln erhältlich unter www.mankau-verlag.de.

5) Pollmer, Udo: *Esst endlich normal. Wie die Schlankheitsdiktatur die Dünnen dick und die Dicken krank macht.* Piper Verlag, München 2005

6) Krausz, Michael / Haasen, Christian: *Kompendium Sucht.* Thieme Verlag, Stuttgart 2004

7) https://www.bundeskanzlerin.de/Content/DE/Podcast/2011/ 2011-06-18-Video-Podcast/2011-06-18-video-podcast.html

8) Empfohlene Literatur zum Thema: Broers, Dieter: *Der verratene Himmel. Rückkehr nach Eden.* Dieter Broers Verlag ltd., West Kirby (UK) 2014; Clark, Gerald R.: *Die Anunnaki. Vergessene Schöpfer der Menschheit.* Amra Verlag, Hanau 2015; Sigdell, Jan-Erik: *Die Herrschaft der Anunnaki. Manipulatoren der Menschheit für die Neue Weltordnung.* Amra Verlag, Hanau 2015

9) Weitere Fallbeispiele und Informationen rund ums Thema Schulerfolg finden Sie auf www.schülercoaching.de.

10) Chopra, Deepak / Simon, David: *Der Jugend-Faktor. Das Zehn-Stufen-Programm gegen das Altern.* Lübbe, München 2002

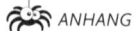 ANHANG

Stichwortregister

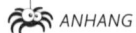

Bücher, die den Horizont erweitern

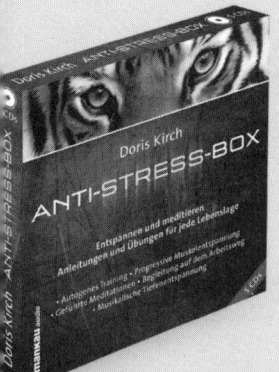

Doris Kirch

ANTI-STRESS-BOX (5 AUDIO-CDS)

Entspannen und meditieren. Anleitungen
und Übungen für jede Lebenslage

UVP 29,95 €
ISBN 978-3-938396-40-7

„Gut nachvollziehbare Anleitungen und die angenehme Stimme von Doris Kirch machen dem Stress schnell den Garaus."
Hannoversche Allgemeine Zeitung

„Auftanken, entspannen, zur Ruhe kommen, Sand unter den Füßen spüren ... Urlaubsgefühl. Das kann man jeden Tag genießen: mit den Meditationen von Doris Kirch (...) – locker bleiben kann gelernt werden."
praxis+recht

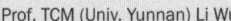

Prof. TCM (Univ. Yunnan) Li Wu

HERZ-MEDITATION (AUDIO-CD)

Mit einer Einführung von Li Wu

UVP 12,95 €
ISBN 978-3-938396-71-1

Die Herz-Meditation ist eine spirituelle Technik, die in früherer Zeit nur durch mündliche Überlieferung weitergegeben und von den chinesischen Schamanen geheim gehalten wurde. Sie stärkt die Kraft, seelisch, geistig oder spirituell miteinander zu verschmelzen und zugleich dem Objekt der Liebe die Freiheit zu geben, es nicht zu vereinnahmen oder in Besitz zu nehmen – es nur zu lieben. Nach einer gewissen Übungszeit werden Sie erleben, wie sich Energie in Ihr Herz ergießt und von hier aus in alle Körperteile lenken lässt. So können Sie die Herz-Meditation auch jederzeit für eine Heilbehandlung einsetzen.

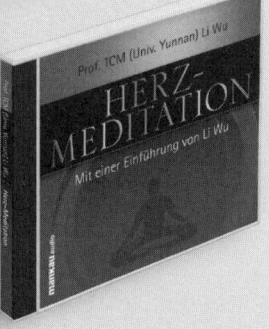

Prof. TCM (Univ. Yunnan) Li Wu

LIEBESMEDITATION (AUDIO-CD)

Mit einer Einführung von Li Wu

UVP 12,95 €
ISBN 978-3-86374-188-4

Die Liebesmeditation bedient sich verschiedener Techniken des Qi Gong und der Bittentherapie, wie sie in der Traditionellen Chinesischen Medizin seit über 3.000 Jahren praktiziert werden. Ausgehend vom kontrollierten Atem geht es in der Liebesmeditation um die innere Sammlung, bei der Körper, Geist und Seele eine deutliche Stärkung erfahren. Die Liebesmeditation hilft uns ferner, wieder zu unserem Ursprung, zu unserer Mitte zu finden. Sie stärkt die Kraft, seelisch, geistig oder spirituell miteinander zu verschmelzen und dabei dem Objekt der Liebe die Freiheit zu lassen, es nicht zu vereinnahmen oder in Besitz zu nehmen – es nur zu lieben.

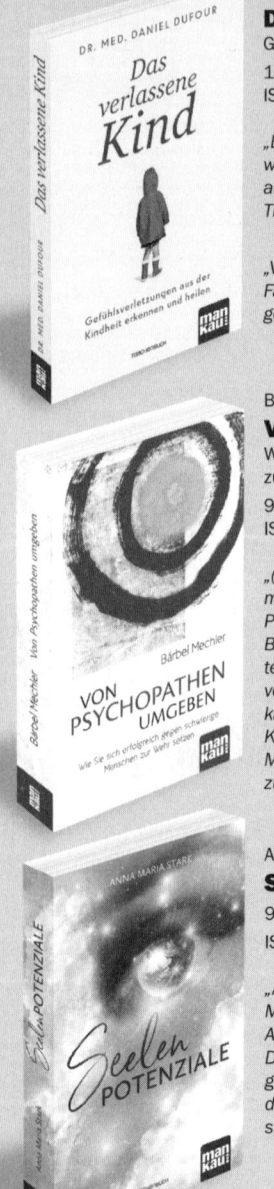

Dr. med. Daniel Dufour

DAS VERLASSENE KIND

Gefühlsverletzungen aus der Kindheit erkennen und heilen

12,90 € (D) / 13,30 € (A)

ISBN 978-3-86374-533-2

„Es ist ein wichtiges Buch für Betroffene und Therapeuten, weil es wie kein zweites den betroffenen Menschen zum allein Verantwortlichen erklärt und nicht den allwissenden Therapeuten und die Diagnose in den Mittelpunkt stellt."
Connection Special

„Viele Leser werden sich in den zahlreichen anschaulichen Fallbeispielen Dufours wiederfinden und ihre eigene Lebensgeschichte mit anderen Augen betrachten." Newsage

Bärbel Mechler

VON PSYCHOPATHEN UMGEBEN

Wie Sie sich erfolgreich gegen schwierige Menschen zur Wehr setzen

9,95 € (D) / 10,30 € (A)

ISBN 978-3-86374-123-5

„(...) Wenn auch du solche Typen in deinem Leben ertragen musst, (...) dann wird dieses Buch die Antwort auf Deine Probleme sein: Anhand vielfach bewährter, praxistauglicher Beispiele erklärt die Autorin, wie du die typischen Verhaltensmuster, mit denen sich diese ‚Quälgeister' selbst entlarven, erkennst und hinter ihre täuschende Fassade blicken kannst. Von galanten Schmeicheleien bis hin zu handfesten Konfrontationen bekommst du eine reiche Palette gezielter Methoden in die Hand, um dich effektiv aus der Opferrolle zu befreien." Wege

Anna Maria Stark

SEELENPOTENZIALE

9,95 € (D) / 10,30 € (A)

ISBN 978-3-86374-449-6

„Auf der Suche nach wichtigen Entscheidungen leitet Anna Maria Stark an, wie man sie differenziert mit einfachen Anwendungen im Inneren unseres Selbst herbeiführt. Dieses Buch ist ein wertvoller Ratgeber und für jedermann geeignet. Es setzt keine Vorkenntnisse voraus und ist dennoch eine Bereicherung für erfahrene Menschen, die sich auf dem Weg befinden. Sehr empfehlenswert!"
Christina Baumann, Coach und Buchautorin

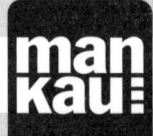